ÉTUDES

SUR LES EAUX MINÉRALES

DE CAUTERETS

BORDEAUX. — IMP. DUVERDIER & Cie (DURAND, DIRECTEUR),
rue Gouvion, 7.

ÉTUDES SUR LES EAUX MINÉRALES

DE

CAUTERETS

(HAUTES-PYRÉNÉES)

PAR

LE Dr A. COMANDRÉ

MÉDECIN CONSULTANT A CAUTERETS

ancien Médecin des épidémies, Membre de diverses Sociétés savantes, etc.

DEUXIÈME ÉDITION

SOMMAIRE

PARIS

J.-B. BAILLÈRE ET FILS

LIBRAIRES DE L'ACADÉMIE NATIONALE DE MÉDECINE

rue Hautefeuille, 19

1872

AVANT-PROPOS

L'accueil favorable fait à nos *Études sur les Eaux minérales de Cauterets,* publiées en 1868, motivait une seconde édition. Aujourd'hui, les événements survenus en 1870, ont donné aux stations thermales pyrénéennes, et spécialement à celle de Cauterets, une importance nouvelle.

Un sentiment patriotique, bien légitime, refoule vers nos montagnes cette population de baigneurs qui se portait vers le Rhin. Elle vient à Cauterets se joindre à celle que lui valent depuis longtemps ses bienfaisantes eaux.

L'hydrologie française s'est ravisée. Elle n'a pas eu peine à démontrer que ses richesses thermales sont bien supérieures à celles d'outre-Rhin; qu'il était temps de ne plus se laisser éblouir par la somptuosité des installations et séduire par la roulette; qu'il fallait cesser d'aller se ruiner dans ces kursaals, où l'on ne trouvait point la santé que l'on cherchait.

Depuis la première édition de ces *Études* (1868), la

Compagnie fermière a construit le grand établissement monumental des Œufs, où sont tous les appareils d'hydrothérapie et la grande piscine à eau minérale courante. On peut dire que les belles installations de ce nouvel édifice ont changé la face de Cauterets. La vogue de cet établissement a dépassé toutes les prévisions. La Compagnie vient de doubler les appareils de douches et se préoccupe d'y construire une nouvelle piscine. Cependant il y a à peine trois ans que cet établissement est livré. Il semblait que, venu le dixième, sa vaste installation aurait longtemps du superflu — et il est insuffisant déjà !

De grandes améliorations sont faites dans les autres.

Aux Thermes de César et des Espagnols, des déshabilloirs sont disposés au devant des cabinets de bains et petites douches, ce qui ne laisse plus rien à désirer à cet établissement si fréquenté, où sont les nouvelles salles de pulvérisation et d'inhalation.

La Raillère va avoir sa buvette refaite, de façon à suffire aux buveurs tous les ans plus nombreux.

Enfin, il n'est pas jusqu'au service des omnibus dont on ne se préoccupe, pour qu'il réponde mieux aux besoins des baigneurs qui fréquentent les établissements supérieurs du Sud.

La splendeur de ces installations balnéaires, les belles et gracieuses promenades qui les entourent en serpentant au milieu des jardins, le Casino, ses soirées, ses spectacles, ses concerts, toutes ces transformations de Cauterets ont élevé son séjour au rang qui lui était dû.

Voilà bien des motifs pour nous enhardir à continuer des *études* que des sentiments de reconnaissance personnelle nous avaient fait entreprendre et que l'intérêt de nos malades nous impose.

Comme dans la première édition, nous ne nous préoccupons que de la question médicale des eaux : tout ce qui est affaire de Touristes nous reste étranger. — Pour les analyses et les propriétés chimiques et physiques des sources, nous renvoyons nos lecteurs aux travaux de MM. O. Réveil, Pasquier, Filhol, etc.

Notre analyse, celle que nous cherchons à approfondir, c'est *l'analyse médicale*, c'est-à-dire l'action des eaux sur l'organisme. Aussi, avec de nouvelles observations, insistons-nous sur la *fièvre thermale*. Notre conviction s'affermit tous les jours dans la pensée que la connaissance de cette dernière est le moyen d'obtenir des eaux la plus grande utilité, d'en mieux éviter les dangers.

Conséquemment, sans rien changer aux premiers mots de la première édition, dirons-nous :

L'expérimentation clinique a toujours été et sera encore la pierre de touche qui prononcera en dernier ressort sur la valeur d'un remède ou d'une médication. La relation d'une observation faite avec soin restera le fondement sur lequel devront s'étayer toutes les doctrines qui voudront tendre à la constitution de la science, de l'art médical. Il n'y a donc rien que d'utile à de pareilles œuvres, sauf à soumettre à l'appréciation des praticiens les conclusions que croit devoir en déduire l'auteur. C'est là notre premier but.

Dans l'espèce, cependant, un autre sentiment, celui de la reconnaissance, vient gourmander notre plume. Nous laissons à ceux de nos confrères qui ont été témoins de la durée et de la gravité de nos souffrances, de dire si ce sentiment de gratitude envers des eaux qui nous ont conservé la vie, est légitime et mérité.

Pendant l'évolution de la maladie dont nous allons faire le récit, nous avons naturellement cherché à nous rendre compte de la cause de l'action curative des eaux de Cauterets. Nous savions *à priori* que leur analyse chimique ne jetait pas grande lumière sur ce secret, que tout thérapeutiste serait si jaloux de dévoiler. Nous avons tourné nos regards vers les phénomènes produits par les eaux sur les sujets qui en font usage, et la fièvre thermale nous a paru mériter une attention toute spéciale. Nous la croyons destinée à éclairer la question de l'action curative bien autrement que ne pourront jamais le faire les analyses chimiques, bien propres à déterminer la place que la substance doit occuper dans les cases étiquetées d'un laboratoire, mais peu aptes à lui assigner le rang qu'elle mérite dans la thérapeutique.

L'étude des symptômes pathogénétiques est la voie d'analyse que doit suivre le médecin. C'est l'analyse médicale, clinique, autrement importante que l'analyse chimique, qui n'est que très-accessoire.

Un mot sur les indications et contre-indications des eaux, un aperçu des propriétés de chacune des nombreuses sources de cette riche station, nous ont paru pouvoir intéresser les lecteurs.

Enfin, un exposé de l'utilité que l'on peut retirer en tout temps de l'emploi de ces eaux transportées, pourra conduire les praticiens à faire profiter leurs clients des bienfaits de ces sources, dont les distances les avaient privés jusqu'à ce jour.

Heureux nous serions si ce que nous allons dire pouvait conduire quelques malades à trouver dans les eaux de Cauterets les mêmes avantages que nous, et les porter envers elles à la reconnaissance qui nous anime.

Dr A. COMANDRÉ.

1er Mars 1872.

CHAPITRE PREMIER

RELATION

D'UNE

AFFECTION CHRONIQUE DE POITRINE

SOUMISE A L'ACTION DES EAUX DE CAUTERETS

Celui qui voudrait étudier le climat de la Provence, du Languedoc, du Dauphiné même, aurait à prendre en première considération le mistral.

Le mistral, on le sait, est un vent violent, venant du Nord, qui se lève tout à coup, en toute saison de l'année, règne de trois à huit jours et se calme avec la même spontanéité. Il souffle depuis Lyon jusqu'à la mer, suivant le cours du Rhône, étendant latéralement ses ondées atmosphériques depuis les montagnes des Cévennes jusqu'aux Alpes, et amène des abaissements de température considérables, instantanés.

La ville de Nîmes, située à trente kilomètres de la rive droite du fleuve, subit fortement l'action de ce vent. C'est dans cette ville, dans ces conditions atmosphériques, qu'au mois de mars 1862 se manifesta chez nous-même l'affection de poitrine objet de ce récit.

Un catarrhe, qui des régions cervicales se porta sur les bronches, fut contracté d'abord. A peine ce catarrhe commençait-il à mûrir (expression consacrée), que sous l'action d'un nouveau souffle du mistral, des douleurs rhumatoïdes à la nuque, dans les muscles cervicaux, aux régions mastoïdiennes, avec céphalée, reparurent. Le jour suivant, sensation de plénitude dans la poitrine, fatigue générale et propension au sommeil. — Le lendemain, même état.

Tout à coup une quinte de toux fait rendre un crachat teint de sang.

L'impression que nous en éprouvâmes fut profonde. Une sueur froide couvrit notre corps; une syncope survint. — Du râle dans les bronches, des expectorations de sang pur, rutilant avaient lieu. Le pouls s'élevait, devenait actif, ondulant, hémorrhagique.

Quelques gorgées d'eau fraîche prises et un peu de repos, nous pûmes rentrer chez nous. Notre excellent confrère, le Dr Pleindoux, chirurgien en chef des hôpitaux, vint nous prodiguer ses soins. Il nous est bien permis de lui en exprimer ici notre gratitude.

Pédiluves sinapisés; potion antihémoptoïque, boissons astringentes, repos au lit. Sous l'influence de ces moyens rationnels l'hémoptysie s'arrêta. Le lendemain le crachement sanglant n'avait pas reparu. Sommeil pendant la nuit. — Au réveil, expectoration d'un crachat gélatineux, violacé, un peu sanglant.

Même traitement, plus sangsues au fondement. — Pouls ni dur ni plein.

Le troisième jour : amélioration encore. Point d'hémoptysie. La poitrine, assez douloureuse, commande le silence, afin d'éviter une provocation de la toux. — Les crachats rares, sont jaunâtres, épais, avec quelques stries de sang.

Le quatrième jour : il survient un peu de sueur qui semble être critique. L'auscultation n'accuse que la région antérieure du poumon gauche où s'entendent quelques râles muqueux.

Les jours suivants mêmes symptômes, plus faiblesse extrême; amaigrissement marqué. La région antérieure de la poitrine, toujours douloureuse, conduit à une friction avec la pommade d'Authenriech. L'apparition des pustules n'est suivie d'aucun amendement.

Dix jours après l'accident hémoptoïque, nous pouvions sortir et reprendre un peu nos occupations, mais il y avait chez nous une faiblesse extrême; expectoration le matin de crachats jaunâtres striés de sang, avec sensation de déchirement dans le poumon Un jour même ces crachats furent d'un blanc rosé fort semblable à du pus. Ce caractère ne persista pas.

Nous étions arrivés aux premiers jours d'avril. Un nouveau souffle du mistral nous fit sentir sa fâcheuse in fluence. — Nous ne tairons pas un accident qui ne s'est plus reproduit et que nous n'avons jamais eu occasion d'observer ailleurs. Après l'expectoration d'un crachat volumineux composé de sang artériel et veineux, une sueur abondante ruissela sur tout notre corps. Le gilet de flanelle était littéralement trempé et exhalait une odeur infecte qui ne pût être supportée par la personne la plus dévouée qui était à notre aide. Cette odeur repoussante, toute *sui generis*, n'aurait su être rapportée à aucune de ces odeurs propres à certains sujets dans telles ou telles conditions de santé ou de maladie. Ce phénomène ne s'est plus reproduit.

Il serait superflu d'en dire davantage. Ce fut à peu près le même état jusqu'au 1er juillet suivant, époque attendue pour nous rendre aux eaux.

Nous arrivâmes à Cauterets. Voici quel était alors notre état :

Aucune douleur dans les sommets des poumons ; aucuns bruits anormaux dans ces mêmes points ; un peu de râle à grosses bulles dans les gros tubes aériens vers la biffurcation de la trachée. Parfois quelques irrégularités dans les rhythmes du cœur concordant avec des battements forts, mais peu persistants. — Douleur sous-sternale dont nous avons parlé et irritation avec quelques granulations au larynx. La toux était une sorte de râclement du gosier, amenant des crachats striés jaunes déjà décrits. — La faiblesse et la maigreur très-prononcées ; peu d'appétit.

Nous fûmes en rapport à Cauterets avec nos confrères, les Drs Gigot-Suard et Dimbarre, qui rattachèrent nos souffrances à une affection herpétique. Nous verrons combien l'avenir devait justifier cette opinion (1).

(1) Nous joindrons ici, à ceux déjà nommés, les noms de nos confrères qui, pendant cette longue période de souffrances, nous ont aidé de leurs conseils. Que nos remerciements arrivent à MM. Bourdel, professeur à Montpellier, Béchet, à Avignon, et Levieux, à Bordeaux.

PREMIER TRAITEMENT.

Il n'est guère de médecins qui n'aient eu occasion de noter un symptôme qui se présente quelquefois chez les malades au début d'une médication et qui est l'indice d'un effet salutaire. C'est l'appétence du remède employé.

Les eaux minérales bues avec répugnance ne font guère de bien; mais elles ne sont pas sans résultat utile lorsqu'elles sont bien acceptées par les malades. Nous fûmes dans ces bonnes dispositions à l'égard des eaux de Cauterets. — Dès les premiers verres, cette sensation de doux velours qu'éprouvent dans le gosier et l'œsophage les malades à poitrine irritée, était portée chez nous à un haut degré.

Nous commençâmes par un demi-bain pris à la Raillère tous les jours, et un quart, puis un demi-verre matin et soir bu à la même source.

Premier effet des eaux. — Il ne fallut pas huit jours pour sentir une tonicité générale avec sentiment de chaleur dans les lombes, les jambes et le bas-ventre.

Cependant, l'état de la poitrine restait le même. Une inspiration profonde était arrêtée par une douleur semblable à celle qu'aurait produit une compression exercée entre le sternum et le dos. Il n'en fut plus ainsi dès que nous fîmes usage de la pulvérisation. Chaque séance était suivie d'un soulagement dont la durée variait d'une demi-heure à une heure. Puis tout rentrait dans le premier état.

Après vingt-cinq jours, quand nous quittâmes la station, les douleurs de la poitrine étaient un peu moindres. L'inspiration paraissait s'étendre un peu plus facilement avant que la barre d'arrêt se fit sentir. Les produits de la sécrétion bronchique se détachaient mieux; mais ce n'étaient point là des changements en bien comparables à ceux survenus dans l'état général.

Celui-ci était grandement amélioré. De la couleur à la peau, de la fermeté dans les tissus, bien moins de maigreur et surtout plus de forces, du sommeil, de l'appétit, résumaient favorablement les bienfaits de ce premier traitement. Si nous disons : que nous nous sentions le courage de franchir l'hiver et emportions la conviction de pouvoir revenir, ce sera traduire la différence qu'il y avait dans notre état entre le jour de notre départ et celui de notre arrivée.

Nous rentrâmes à Nîmes. Le redoutable mistral nous y attendait. Son influence fut fâcheuse. Une toux caractérisée par un râclement au gosier était presque continuelle. Les sucs de réglisse, les pastilles de gomme, de tolu, les infusions béchiques, étaient des palliatifs dont les faibles effets leur méritaient à peine ce titre. — La douleur sous-sternale reprit de l'intensité, et les stries de sang reparurent dans les expectorations.

Nous arrivâmes ainsi jusqu'à fin décembre, époque à laquelle nous allâmes habiter Bordeaux..... Bordeaux, la ville de la pluie incessante, qui n'a pas de soleil, mais qui n'a pas de mistral ! Ce que notre santé éprouva dans ce climat nous porte à reconnaître avec bien d'autres : qu'un climat pluvieux, mais sans vents, sans variations brusques de l'atmosphère et à température uniforme, même privé de soleil, est plus approprié à des poitrines irritables qu'un climat sec, à ciel serein et à soleil splendide, lorsque ce climat a pour hôtes le mistral et les torrents de poussière que soulève cè dernier.

Cependant nous avions la poitrine trop malade pour que le climat pût nous guérir. Pendant tout l'hiver le froid, la fatigue physique, éveillaient de la fièvre. L'expectoration continua pendant toute cette saison avec des intermittences d'amendement, que nous obtenions par l'usage des eaux de la Raillère transportées.

Nous attendions mieux du printemps. Il n'en devait rien être.

De longs voyages, de longues conversations nous avaient absorbé pendant les mois d'avril et de mai. Dans les premiers jours de juin survint beaucoup plus de fatigue. Les douleurs thoraciques redoublaient, l'expectoration était plus difficile; survinrent des sueurs nocturnes, débilitantes.

Le 5 juin (1863) nous nous éveillâmes plus fatigué. Dans la matinée, un effort de toux nous fit rendre un crachat énorme composé de matière muqueuse jaunâtre et de sang coagulé. La poitrine fut comme déchirée; une sueur froide parcourut tout le corps, une forte syncope s'ensuivit.

Nous ne saurions comparer à rien le bien-être que nous ressentîmes en reprenant nos sens. Nous crûmes avoir laissé toutes nos souffrances dans cette suspension momentanée de tout sentiment. — Nous prîmes une potion avec l'ergotine. Il n'y eut pas d'autre accident local, mais la faiblesse devint extrême, la maigreur excessive et les sueurs nocturnes furent très-abondantes.

DEUXIÈME TRAITEMENT

Dix jours après cet accident nous arrivions à Cauterets.

Nous y arrivions bien plus malade que l'année précédente : Appétit dépravé ; toux caverneuse ; douleur sous-sternale retentissant dans le dos, sous les omoplates ; crachats fréquents, visqueux, collants, pneumoniques..... Nous n'espérions plus guérir !

Que faire? — Le traitement thermal fut recommencé avec activité et persistance.

La Raillère en boisson (un demi, puis trois quarts de verre matin et soir), un bain à la même source tous les jours et une séance de pulvérisation. Le tout aidé d'un régime composé de consommés de volaille et de viandes rôties saignantes. Ce traitement fut religieusement suivi jusqu'au 5 septembre, avec une seule interruption de huit jours.

Il ne survint aucun accident thermal ; la tolérance fut parfaite.

Deuxième effet des eaux. — Comme l'année précédente, l'état général fut le premier et de beaucoup le plus amélioré. Les sueurs nocturnes cessèrent, les forces revinrent, la peau se colora, la maigreur extrême disparut, l'appétit revint.

Localement les douleurs de poitrine eurent moins d'intensité ; la toux perdit le son caverneux ; l'expectoration, moins abondante, conserva ses caractères pneumoniques.

Nous quittâmes Cauterets sans avoir plus obtenu de cette longue saison; mais peu de jours après l'effet utile s'exprima franchement. En effet, pendant le mois de septembre, et malgré de longs voyages fatigants, nous sentions la santé revenir. Vers le milieu du mois d'octobre nous rendîmes un crachat volumineux, jaunâtre, mêlé de sang en tout fort semblable à celui du mois de juin précédent.

Quelle ne fut pas notre surprise ! Au lieu cette fois d'une sensation de déchirement dans la poitrine, nous éprouvâmes un grand soulagement. La douleur sous-sternale venait de disparaître et la barre d'arrêt ne venait plus troubler l'élan de l'inspiration.

Le jugement favorable que nous osions à peine porter sur ces symptômes n'était point hasardé. Une crise venait d'avoir lieu. A dater de ce jour les souffrances thoraciques changèrent. Ce qui en restait n'en était qu'une pâle image. Plus de stries de sang dans les matières expectorées. Une apparence granuleuse blanc-nacrée a succédé aux caractères cacoëtiques. Avant, c'était le crachat pneumonique; ce n'est plus que le catarrhal.

Les effets salutaires de cette crise locale ne se démentirent pas, pendant l'hiver surtout; toutefois le moindre rhume était une occasion de souffrance. Nous les combattîmes avec de l'eau de la Raillère transportée, prise en boisson et pulvérisation.

Pendant les étés de 1864 et 1865 nous négligeâmes de faire un assez long usage des eaux et nous eûmes lieu de le regretter.

En 1866 survint une plus grande fatigue.

Arrivé à Cauterets au commencement de juin, immédiatement l'usage des bains et de la boisson commença;

mais les phénomènes qui se produisirent sont intéressants au superlatif et trahissent bien des secrets dans l'action des eaux.

En effet, nous eûmes une vraie fièvre thermale exprimée par des maux de reins, fourmillements à la peau des jambes, ténesme intestinal, suppression des urines, et une orchite très-douloureuse se déclara. Tous ces symptômes ne cédèrent que trois jours après, à l'emploi des bains de la source de Rieumiset.

Ce ne fut pas tout! Cette fièvre thermale fut suivie de l'apparition, au-devant du sternum, d'un petit bouton phlycténoïde, cuisant comme le feu. Il en parut bientôt d'autres à côté, et enfin l'auréole de l'herpès aigu se dessina. La cuisson brûlante cessa après l'ouverture des phlyctènes; mais après l'éruption cutanée prit, et a conservé depuis, tous les caractères d'un lichen qui s'est étendu sur les parties voisines.

Le traitement thermal fut repris avec plus de circonspection. Les symptômes thoraciques, toux, expectoration, furent vite amendés, mais l'eczéma n'a pas disparu.

L'hiver de 1866-67 a été passé dans un pays essentiellement insalubre, aux embouchures du Rhône, où nous étions chargé du service sanitaire des chantiers de construction du canal Saint-Louis. Malgré tous les moyens prophylactiques dont nous nous sommes entouré, et de fréquents voyages à Arles pour changer d'air, nous n'avons pu éluder entièrement les effets de l'impaludisme. Dans cette contrée, il n'est pas d'exemple qu'actuellement une personne puisse séjourner pendant dix à douze semaines consécutives sans y être atteinte par des accès plus ou moins graves. A la fin du mois de mai 1867, nous avions pris un teint jaune caractéristique, des selles diarrhéiques, du dégoût, une bouche pâteuse, des douleurs erratiques dans les membres trahissaient l'intoxication miasmatique.

A cela se joignait une expectoration abondante de crachats de mauvais aspect, fort semblables à ceux que nous avons dépeints et qu'on voyait aux premiers jours de la maladie qui nous occupe. — La poitrine était douloureuse dans sa généralité. Des râles crépitants se faisaient entendre sur tous les points et un pityriasis à la tête faisait des progrès.

L'eau de Cauterets cet été (1867), prise avec prudence et en suivant bien les indications, a encore fait disparaître tous ces fâcheux symptômes, sauf l'éruption cutanée herpétique dont nous craindrions d'avoir à regretter la disparition.

Dans le récit que nous venons de faire, entraîné par l'exposé historique, nous avons bien parlé des milieux dans lesquels la maladie s'était déclarée; mais le tempérament, la constitution, les maladies antérieures, l'habitus enfin du sujet lui-même ont été laissés sous silence. Il est indispensable de donner jour à cet élément du problème avant de chercher à interpréter les phénomènes curateurs produits par les eaux.

Fils d'un père âgé de quatre-vingt-quatorze ans, quoique d'une petite complexion et en outre catarrheux et goutteux depuis plus de quarante ans, mais jouissant d'une santé relativement excellente; d'une mère qui succomba à l'âge de cinquante-huit ans, à la suite d'une pneumonie aiguë, femme d'un fort embonpoint, blonde et lymphatique, nous avons eu dans notre jeune âge de fréquentes affections vermineuses et abdominales. Très-impressionnable, d'une grande activité physique, nous présentons le type du tempérament lymphatique nerveux.

La rougeole, des catarrhes, des fièvres éphémères précédèrent une affection grave qui survint à l'âge de quatorze ans (1831) et qui mérite quelques détails à cause de l'anologie des symptômes et des rapports probables qu'elle a eus avec la maladie qui nous occupe.

Pendant l'hiver de 1830-31, à l'âge de quatorze ans, un catarrhe pulmonaire très-intense passé à l'état de bronchorrée, présenta tous les caractères de la phthisie muqueuse. Une langue toujours couverte d'un enduit saburral, avait donné lieu à des purgations fréquentes sans résultat utile. Cette bronchorrée ne céda qu'au bout de six mois à l'usage du suc de cresson frais pris pendant trente jours.

En 1838, pendant nos études médicales, nous contractâmes à l'hôpital des cliniques un psoriasis très-intense dont la cure fut longue. Pendant le traitement de cette dermatose survint une fièvre typhoïde très-grave, avec hémorrhagies intestinales abondantes. Sa période d'évolution dura du 14 août au 6 novembre. Pendant son cours, la maladie psorique disparut pour revenir avec une intensité extrême dès que commença la convalescence.

De 1838 à 1854, fréquentes bronchites catarrhales. En 1854 nous fûmes atteint de choléra épidémique. Épargnons au lecteur l'exposé des mortelles angoisses et du vrai martyre que nous infligea ce fléau. Il prit la forme spasmodique sudatoire si bien décrite par le Dr Roux, chirurgien en chef de l'hôpital de la marine, à Toulon. Pendant quatre ans nous traînâmes une existence déplorable. Le choléra nous avait laissé une sorte de gastralgi liée à un état nerveux qui cessa en 1858 par l'usage des eaux bi-carbonatées sodiques de Quézac (Lozère). En 1860, nous eûmes une fièvre scarlatine grave, et en 1861, l'hémoptysie par laquelle nous avons commencé cette narration.

RÉFLEXIONS

Cette observation fournit un exemple frappant de guérison d'un état de phthisie.

Ce que nous avons dit des maux éprouvés dans le cours de notre vie, jette une vive lumière sur la génération de la maladie qui nous occupe. Une constitution lymphatique nerveuse, sa débilitation par des maladies antérieures graves : fièvre typhoïde, choléra asiatique à forme spasmodique sudatoire qui ne finissait jamais; souffrances de l'appareil respiratoire commençant à l'âge de quatorze ans par une bronchorrée de longue durée; de nombreux catarrhes: un psoriasis intense: la scarlatine, enfin, dont la manifestation locale affecte si particuliérement les premières voies aériennes n'avaient-ils pas tout préparé pour que cette cause accidentelle (le mistral) déterminât une affection pulmonaire grave?

D'ailleurs une muqueuse, depuis longues années, siége de fluxions catarrhales répétées, ayant fourni des sécrétions abondantes, finit par devenir molle, boursouflée, d'une extrême laxité et se prête facilement à une congestion et exsudation sanguines, même à une déchirure de son tissu, lorsque les granulations, conséquence d'un état herpétique, l'ont envahie.

En conséquence, il nous paraît évident qu'au mois de mars 1862, nous étions frappé d'une congestion pulmonaire siégeant à la bifurcation des bronches, avec dilatation de ces dernières et ramollissement de la muqueuse; le tout dominé par un élément herpétique. Que des tubercules existassent ou non dans le parenchyme, le désordre local ne laissait pas que d'être sérieux et lié à un état général portant tous les caractères de la phthisie confirmée. — Le pronostic ne pouvait être que fort grave.

Qu'advint-il par l'usage des eaux?

L'expérimentation clinique nous a révélé la loi de physiologie pathologique, à savoir : Dans l'évolution curative des maladies chroniques soumises à l'action des eaux minérales, la nature suit une voie inverse de celle qu'elle parcourt dans les maladies aiguës. Tandis que dans celles-ci ce sont les symptômes locaux qui s'amendent les premiers, l'effet médicateur dans celles-là se fait d'abord sentir dans toute l'économie. Ainsi dans la pneumonie aiguë, il faut que l'hépatisation, l'engouement du poumon, soient bien amendés, que la fièvre se calme avant que les forces reparaissent. Dans la pneumonie chronique, les vieux catarrhes, la tuberculose, le premier effet d'une médication utile est de raviver l'état général, de réconforter le sujet, avant de voir commencer l'amendement des symptômes locaux.

Ce fut bien l'ordre de succession des phénomènes qui put être constaté. Pendant deux ans consécutifs, et à trois reprises du traitement thermal, d'abord les forces générales revinrent, tandis que la poitrine resta douloureuse et l'expectoration persista avec ses mauvais caractères.

Telle est l'action générale et première, commune à toutes les eaux sulfureuses; mais à côté d'elle il y a l'action propre, spécifique, de chaque source, l'action dite élective, qui s'adresse à tel ou tel ordre de maladies, même à tel ou tel siége de la même maladie. Cette action curative locale, quoique secondaire, tardive, n'arrive pas moins. Après la double saison de 1863, eut lieu une crise traduite par une expectoration caractéristique, qui vint clore la période des douleurs pectorales et des crachements sanguinolents.

Que cette crise salutaire soit rattachée à des propriétés curatives spécifiques, ou à la tonicité générale, il n'est point besoin de dire ce qui serait advenu si, après l'incident de juin 1863, nous étions resté sans le puissant secours de Cauterets. Les sueurs nocturnes se seraient accrues sous l'influence des chaleurs de la saison; l'affaiblissement eût augmenté. La sécrétion locale devenue de plus en plus abondante eût épuisé les forces radicales, et la fièvre colliquative eût bientôt annoncé la fin de ces misères.

Mais les bains et la boisson nous ont tonifié dès les premiers jours. La pulvérisation (1) de l'eau calma les

---

(1) Cette question de la valeur des pulvérisations si controversée, ne soulève pas le moindre doute pour nous. Vainement, par des expériences ingénieuses, parviendra-t-on à prouver que la poussière liquide pénètre plus ou moins avant dans les tuyaux aériens et arguera-t-on de là de son plus ou moins de puissance curative. L'expérience clinique faite sur nous et bien d'autres, fait reconnaître que cette aspiration des poudres liquides est d'un effet utile, certain, et dont les premiers résultats ne se font pas attendre.

En admettant même, ce qui est encore contesté, que les principes douleurs de poitrine et notre organisme, au moyen de cet aide puissant, triompha du désordre pulmonaire.

Enfin, la fièvre thermale que nous subîmes l'année dernière (1866), après quelques bains, est un fait qui n'est pas rare aux eaux de Cauterets. Son importance mérite que nous lui consacrions un chapitre spécial. Nous le devons dans l'intérêt des personnes, malades ou non, qui séjournent auprès des eaux de Cauterets. Nous le devons aussi sous le rapport scientifique, car nous croyons que c'est par là que l'on pourra arriver à quelques lumières sur la cause si recherchée de l'action curative des eaux minérales, plutôt que par des analyses chimiques qui, jusqu'à ce jour, ont plus enrichi les cabinets des physiciens que ceux des thérapeutistes.

---

sulfureux des eaux ne pénètrent que jusqu'au pharynx et au larynx et nullement dans les ramifications bronchiques, encore moins dans les capillaires et les acini, peut-on en arguer que la pulvérisation ne sera suivie d'aucune action sur le poumon?

Le contact immédiat dont nous comprendrions jusqu'à un certain point l'indispensable nécessité pour produire une réaction dans un laboratoire de chimie, est moins indispensable lorsqu'il s'agit de phénomènes physiologiques. En effet, outre qu'il n'est pas absolument prouvé que ce soit aux composés sulfureux des eaux que l'on doive l'effet médicateur de ces dernières, puisque les eaux du Montdore (qui ne sont pas sulfureuses) guérissent aussi des affections pulmonaires chroniques. Nous appellerons l'attention sur le fait que voici :

Les conjonctives aiguës et chroniques étaient depuis longtemps traitées par une solution plus ou moins concentrée de nitrate d'argent portée directement sur la conjonctive malade. Aujourd'hui on se contente d'appliquer cette solution sur la peau des paupières, loin de tout contact avec la conjonctive, et l'effet curateur n'en est pas moins certain.

Les résultats des expériences chimico-physiques ne sauraient infirmer les données de l'observation clinique.

Enfin le dernier phénomène, l'apparition de la maladie cutanée, nous révèle bien l'action puissante de ces eaux précieuses. Elles ont été chercher dans les profondeurs de la texture de notre organisme, un principe morbide qui y était caché depuis vingt-sept ans !

En résumé, il est évident :

1° Que les eaux de Cauterets en 1862 et 1863 nous ont conservé la vie en nous rendant les forces, réconfortant notre constitution profondément atteinte, et favorisant une crise locale salutaire ;

2° Qu'en 1866, elles ont produit une fièvre thermale aiguë et la manifestation à la peau d'un herpès, dégageant ainsi les tubes aériens envahis par l'affection psorique :

Résultats immenses dans des cas aussi graves ! guérison relative, si satisfaisante, qu'elle autorise à espérer que les mêmes eaux pourront éliminer entièrement le principe morbifique qu'elles ont déplacé et mis à jour !

NOUVELLE OBSERVATION

CAS CURIEUX DE MASSES POLYPIFORMES

FORMÉES DANS LES BRONCHES ET EXPECTORÉES SOUS L'ACTION DES EAUX DE CAUTERETS

En relatant l'observation qui va suivre, nous savons dans quelle juste mesure nous devons faire la part de l'action utile des eaux. Nous ne cédons nullement au désir de frapper les esprits par un fait exceptionnel et donner à croire que les eaux de Cauterets sont capables de triompher des états morbides les plus rares.

Quoique les exceptions confirment les règles, ce n'est pas sur elles que ces mêmes règles doivent se fonder. — Néanmoins, comme il est de coutume d'envoyer aux eaux des cas morbides qui ont fatigué et épuisé les ressources ordinaires de l'art; qu'il n'est pas rare que la médication thermale ne fournisse des résultats qui portent les praticiens à s'écrier comme feu le Dr Pleindoux, à leur sujet : « *Qu'ils ont vu des miracles !* » nous croyons devoir conserver aux annales de notre station un fait aussi intéressant par sa nature que par sa guérison.

Mme C..., née B..., se présente dans notre cabinet le 12 juillet 1871, envoyée à Cauterets par M. le Dr Michel, de Ponchéry, médecin ordinaire de la malade, et le Dr Bondet, de Lyon, consulté à cette occasion.

Agée de quarante-cinq ans environ, constitution lymphatique-nerveuse, blonde, yeux bleus, peau fine, Mme C... a mené une vie très-active.

Pour suivre l'ordre chronologique dans l'exposé de cette intéressante observation, voici ce que cette malade nous écrivait à la date du 27 août 1871 :

« Il me semble que depuis très-longtemps je portais le germe de la maladie qui m'a conduite près de vous. Étant jeune, même enfant, je ne pouvais déjà pas me livrer aux exercices et à certains amusements de mon âge sans éprouver des suffocations et des maux de tête très-forts. Cet état n'a fait qu'augmenter jusqu'à l'époque où vous m'avez soignée. A ce temps, ma position était devenue insupportable......

» J'oubliais de vous parler d'une maladie de la peau, qui est à peu près passée depuis une dizaine d'années; je crois vous l'avoir dit lors de ma première visite à Cauterets...... »

Le frère de cette malade l'avait accompagnée aux eaux; il ajoute à cette lettre :

« Je viens résumer ce que vous dit ma sœur :

» Dès sa jeunesse, difficulté de respirer qui ne fait qu'augmenter, surtout depuis l'âge de vingt ans.

» Deux fausses couches et deux enfants, dont un mort de ce que nous appelons ici le *Blanchet* (muguet.)

» Depuis cette époque, toujours de plus en plus souffrante, les règles régulières; mais les premiers temps de son mariage, quelques pertes blanches à la suite d'ennuis. Elle a toujours toussé, non pas d'une toux grasse mûrissant quelquefois, mais toujours sèche.— Maladie de la peau aux jambes qui a disparu depuis dix ans environ. Depuis très-longtemps manque d'appétit, augmentation de la toux. Craignant le froid, tantôt dans une partie du corps, tantôt dans l'autre, au point d'être obligée d'être très-couverte dans tous les temps.

» Dans l'année courante, augmentation énorme de la toux; suffocations très-fréquentes, ne pouvant se baisser, ne pouvant monter sans être essoufflée très-fort. C'est alors que nous sommes allés à Cauterets. Voilà le résumé de son existence à ce jour. »

Voici maintenant ce que nous constatâmes nous-mêmes le 12 juillet, à notre premier examen.

Faciès anxieux, gêne dans la respiration qui contraste singulièrement avec un murmure respiratoire normal dans le poumon droit; mais à gauche, au sommet jusqu'au tiers inférieur, absence complète de tout bruit. Matité relativement peu marquée eu égard à l'absence complète des bruits respiratoires. Bruits du cœur normaux.

Pour tous symptômes extérieurs, quintes de toux comme chez les asthmatiques et exspuition de sérosité spumeuse sanguinolente, jamais d'hémoptysies proprement dites.

Sur la jambe gauche, légère desquammation furfuracée au lieu où autrefois était une dartre suintante.

Quelle était la lésion anatomique?

L'ancienneté de la maladie portait notre pensée vers une induration du parenchyme. La percussion ne donnant pas une matité absolue nous en éloignait. Un cancer, des masses tuberculeuses, ne pouvaient coïncider, le premier avec un état constitutionnel assez bon, les secondes avec le même état général et un poumon droit indemne.

Nous dûmes commencer, nous ne dirons pas le traitement, mais l'essai des eaux avec ce doute sur la lésion. Nous verrons bientôt qu'il eût été difficile d'en plus savoir. Au traitement lui-même était réservé de nous instruire.

En nous fondant surtout sur le caractère asthmatique de la maladie, nous prescrivîmes un demi-bain Raillère et une pulvérisation au *tambour*, c'est-à-dire avec de l'eau finement poudroyée.

Après quelques séances de pulvérisation, six jours après le traitement commencé, nous fûmes appelé auprès de la malade à dix heures du soir. Elle avait un accès d'asthme d'une violence exceptionnelle. Elle suffoquait. Les quintes de toux se succédaient avec une intensité extrême, n'amenant qu'un peu de spumeuse sanguinolente. Le faciès était vultueux, le corps ruisselait de sueur. Il est prescrit : potion narcotique ; sinapismes aux jambes.

Les souffrances ne cèdent un peu que vers minuit. La malade, épuisée, semble prendre du repos. Même obscurité du bruit respiratoire à gauche. A droite, respiration avec ses bruits normaux, sauf les troubles occasionnés par un battement du cœur fortement accéléré....

A deux heures du matin, je revois la malade. Depuis une heure les quintes de toux avaient recommencé avec même violence. Face violacée, yeux ternes, pouls filiforme très-précipité. La sueur ruisselle sur le corps. Une vive douleur pleurétique est accusée au-dessous de l'omoplate gauche et répond au-devant du thorax au-dessus du sein.

Ventouses sèches *loco dolenti,* qui calment un peu cette douleur suraiguë.

Je demandai une consultation. Mon honorable confrère, M. le Dr Daudirac, arriva au moment où tous ces symptômes avaient un peu cédé. Il fut convenu que les ventouses seraient continuées et aidées de potions calmantes.

A cinq heures du matin, j'auscultai la malade. Grande fut ma surprise d'entendre un bruit de souffle tubaire très-prononcé dans le haut du poumont gauche où je n'avais encore pu rien percevoir ; — la malade était soulagée relativement. — Continuation de ventouses *ut suprà.*

La malade est revue à huit heures. Elle avait eu encore de fortes quintes suivies d'exspuitions sanguinolentes. Dans la cuvette, je vis deux crachats plus volumineux que d'habitude. Tiraillés avec la pointe d'un couteau, ils offrent l'aspect gélatineux sous le sang rutilant qui les couvre. Lavés, nous eûmes deux petites masses polypiformes de six centimètres de longueur, se terminant par des filaments.

Recueillis et conservés dans l'alcool, le Dr de Vauréal, notre honoré confrère, a bien voulu les étudier au microscope à notre Société des médecins, à Cauterets.

Il a reconnu : 1° des granules de fibrine décomposée; 2° des corpuscules blancs de sang en régression ; 3° des amas d'hématoïdine.

Ce n'était donc que du sang exsudé dans les conduits aériens. Le frère de la malade nous dit que quatre autres petites masses semblables aux deux que nous avons pu conserver et recueillir avaient été expectorées et perdues en lavant la cuvette. Leur ensemble formait donc un volume considérable qui naturellement obstruait les bronches dans une grande étendue.

A dater de ce moment, la malade n'eut plus de quintes de toux ; mais elle souffrait beaucoup de douleurs pleurétiques. Les vésicatoires locaux ont été le moyen le plus efficace pour les amender. La malade resta encore trois semaines à Cauterets en convalescence. Il survint un peu de dyssenterie qui la fatigua beaucoup, mais n'avait rien de commun avec la maladie pulmonaire.

Enfin, cette dame quitta les Pyrénées pour rentrer dans le Dauphiné, d'où elle nous écrivit, le 27 août, la lettre relatée plus haut. « La dyssenterie, dit-elle, qui semblait » ne plus vouloir me quitter dans les Pyrénées, á disparu » avec elles. Je suis dans ma famille, bien contente d'être » mieux et surtout bien mieux qu'avant mon séjour à » Cauterets. »

Nous pûmes constater, avant de nous séparer de cette intéressante malade, que le bruit de souffle caverneux survenu immédiatement après l'expectoration des masses polypiformes alla en diminuant. Le murmure respiratoire se dessinait peu à peu. Il est probable qu'à ce jour tout est au mieux.

RÉFLEXIONS

Nous n'en finirions pas avec les commentaires que cette observation pourrait suggérer. Nous laissons à chacun le soin d'expliquer, dans cette circonstance, la portée de l'action utile des eaux. Qu'il nous suffise de dire que c'est à Cauterets que la cure a eu lieu, sous l'action surtout des pulvérisations.

CHAPITRE II

DE LA FIÈVRE THERMALE

A

CE QUE C'EST QUE LA FIÈVRE THERMALE

Les eaux minérales, comme toutes les substances médicamenteuses, sont de véritables poisons dont l'intensité se mesure plus par l'impressionabilité du sujet qui en fait usage, que par la quantité employée.

Depuis la première publication de ce travail nous avons eu occasion de présenter à la Société de Médecine de Lyon (novembre 1869), un mémoire sur la fièvre thermale qui eut l'honneur d'une discussion au sein de cette savante Compagnie. Dans une des séances suivantes, un docteur des plus compétents sur les questions d'eaux minérales, M. Petrequin, émit sur la question une opinion que nous ne devons pas taire.

« L'idée de fièvre thermale, dit-il (*Lyon médical*, mars » 1870), éveille dans son esprit et dans celui de tous les » nosologistes qui ont parlé avant lui, un fait de saturation » plus ou moins rapidement obtenu et se manifestant » sous des apparences plus ou moins graves ; mais toujours » à la suite d'un traitement continué pendant quelque » temps. ».

A cela, nous répondons : Tous les jours nous observons des sujets saturés d'eau minérale, dont la saturation se traduit par une odeur sulfureuse des sueurs et des excrétions alvines solides et gazeuses, surtout par une répugnance insurmontable pour l'eau minérale qui annonce une satiété complète, lesquels sujets n'ont cependant aucun symptôme fébrile.

Pour nous, il y a fièvre thermale toutes les fois que le pouls s'élève par ampleur, fréquence, etc., au-dessus de son rhythme normal habituel, que la chaleur de la peau et autres symptômes concommitants manifestent une réaction de l'organisme. Que ces faits se produisent tôt ou tard, au commencement ou à la fin de l'usage des eaux, nous les nommons fièvre thermale et les combattons d'après les indications que les symptômes et la cause surtout nous fournissent. Il peut y avoir saturation sans que la fièvre s'allume et réciproquement.

Il n'est pas rare de voir, à Cauterets, des personnes boire jusqu'à cinq et six verres et plus d'eau minérale sans en être incommodées. Nous avons connu un ancien pharmacien du département du Tarn-et-Garonne, qui buvait impunément chaque jour jusqu'à neuf verres d'eau de la Raillère.

D'autre part, il ne manque pas de sujets auxquels l'on est obligé de réduire les doses à des demi, des quarts de verre. Pourquoi? Parce qu'il se présente chez eux des symptômes que nous exposeron ci-après, et qui ne sont que des caractères de la *fièvre thermale.*

De ce que la fièvre thermale n'atteint pas tous les sujets qui font usage des eaux minérales, il ne faudrait pas la considérer comme une chimère Il en est de cette fièvre comme de toutes les maladies; elles n'atteignent pas tous ceux qui s'y exposent. Les épidémies qui n'emportent pas les populations entières, mais qui les déciment, ne sont que trop des réalités.

Certains auteurs n'admettent pas l'existence de la fièvre thermale. M. le Dr Devalz, dans une brochure publiée, en 1865, sur les Eaux-Bonnes, discute assez longuement cette question. Sa théorie toute physiologique rend très-bien compte des phénomènes que l'on observe quand l'action des eaux ne va pas jusqu'à allumer une fièvre. Mais pourquoi M. Devalz nous dit-il qu'il faut que l'excitation physiologique par les eaux se fasse lentement « afin que la réaction ne vienne pas causer une *exacer-* » *bation dont les exemples ne sont pas rares...* » Notre fiévre thermale n'est autre chose que cette exacerbation ou réaction dont l'auteur redoute, à juste titre, l'apparition.

D'autres auteurs ne pensent pas ainsi.

« L'action directe de ces eaux (les minérales), dit » M. Alex. Taylor, d'après Patissier, prises intérieurement » ou extérieurement sous la forme de bains ou de dou- » ches, est d'une nature excitante sur les tempéraments » vigoureux ou sanguins à l'état de santé; dans ce cas, » si le traitement se continue indéfiniment, on voit

» surgir d'eux-mêmes tous les symptômes de fièvre pro-
» duite ordinairement par toutes les causes qui excitent
» le système circulatoire. Le sommeil, troublé, est agité
» par des rêves pénibles; la sensibilité de la vue et de
» l'ouïe est augmentée; le pouls devient accéléré; la
» chaleur âcre, la soif brûlante avec des désordres dans
» l'estomac; il survient souvent des mouvements invo-
» lontaires dans les muscles et quelquefois des hémorrha-
» gies des poumons; et l'apoplexie a été, dans quelques
» circonstances, le résultat funeste de l'usage inconsidéré
» des eaux sulfureuses. »

La fièvre thermale est la réaction de la nature contre la cause de trouble, qui n'est autre que l'intoxication minérale.

Cette réaction se traduit par des symptômes fort divers.

Un sentiment général de lassitude, de courbature, des douleurs erratiques, pleurodyniques, rhumatoïdes; un état d'érétisme nerveux, de l'agitation, de l'insomnie, des fourmillements à la peau avec chaleur; du dégoût pour les aliments, même des vertiges, du vague dans les idées, sont autant de symptômes généraux.

Obs. 1re. — Un malade nous disait cette année : « Si je continue à faire usage de cette eau (La Raillère), je ne pourrai plus avoir mes idées pour faire mes correspondances. » Nous sentîmes un pouls actif et de la chaleur à la peau. Le traitement fut suspendu.

Obs. 2e. — Un homme de cinquante ans était venu du département du Gard, en juillet 1867, pour traiter une phthisie laryngée et pulmonaire. Au dix-huitième jour de son traitement (bains et boissons), il voulait quitter la station. Il avait été, disait-il, obligé, au milieu de la nuit, de quitter son lit en proie à une agitation extrême, privé de tout sommeil et chaleur ardente à la peau. Un bain avec l'eau de la source de *Rieumiset* lui rendit le calme, et il put reprendre son traitement.

Les troubles généraux se lient souvent à des symptômes locaux très-caractérisés.

Obs. 3e. — Une dame d'un certain âge crut pouvoir prendre quelques bains à César sans consulter autres que sa fantaisie. — Au cinquième bain, il survint de l'insomnie, des douleurs lombaires, de l'anorexie. Au bout de quarante-huit heures parut une leucorrhée très-abondante avec engourdissement, douleurs et gonflements de l'avant-bras du même côté, près de l'articulation du poignet, avec chaleur et douleur très-vive aussi. — La langue était pâteuse, la soif était vive. La fièvre dura dix jours, et ne céda qu'aux bains de Rieumiset. Les moyens pharmaceutiques ordinaires (poudre de Dower, purgatifs) étaient sans effet.

Dans ce cas, la fièvre thermale présentait les caractères propres au rhumatisme et au catarrhe utérin.

Obs. 4e. — La fièvre thermale que nous éprouvâmes offrit les symptômes du lumbago, de la dysurie et de l'orchite. On sait qu'il fallut avoir recours aux bains de Rieumiset. Il n'y a donc jamais impunité acquise quant à la fièvre thermale, car depuis cinq ans que nous faisions usage des eaux, nous n'avions jamais subi de pareils accidents.

Voici, à ce sujet, ce que nous dit M. Taylor, page 227 :

Obs. 5e. — « Un capitaine de vaisseau, qu'un long

rhumatisme chronique avait rendu impotent et incapable de servir, prit pendant trois saisons les bains de Barèges, et fut complétement guéri.

» A la quatrième visite faite par un sentiment de reconnaissance, il ne put supporter les mêmes bains qui lui avaient été favorables les années précédentes, tant il est vrai que les organes dans les conditions normales n'ont pas le même mode de sensibilité que dans la maladie. M. Pagès, médecin-inspecteur de Barèges, assure, dit le même auteur, qu'il a vu plusieurs personnes à l'état de santé, qui, après quelques bains tempérés dans son établissement, avaient été saisies par une fièvre inflammatoire assez énergique pour exiger l'emploi complet du traitement antiphlogistique. » Ceci vient à l'appui de notre troisième observation.

D'après cette observation et la quatrième qui nous est personnelle, il est évident que la disposition à la fièvre thermale n'a rien de fixe et peut varier chaque année.

Obs. 6e. — Nous résumons ici une intéressante observation de fièvre thermale que nous avons, en 1869, communiquée à la Société de Médecine de Lyon et reproduite in extenso dans le *Lyon Médical* du 19 juin 1870.

M. S..., avocat, âgé de quarante ans environ, vint à Cauterets pour une laryngite simple, le 19 août 1869. Après quinze jours de traitement, le 3 septembre, il sent de la chaleur à la peau, du fourmillement aux jambes, diminution de l'appétit.

Le traitement est suspendu et deux bains de *Ricumiset* font cesser l'excitation thermale.

Le 5 septembre le traitement est repris et continué

jusqu'au 11. Tout allant mieux, ce malade prépare son départ pour le 17.

Mais le 15 au matin nous sommes appelé auprès de lui et le trouvons dans son lit, la face injectée, ruisselant de sueur sur tout le corps, accusant une vive douleur au sein gauche et n'osant faire un mouvement.

Le soir, il s'était couché avec une forte douleur dans le bras gauche. Croyant à un refroidissement, il comptait sur la chaleur du lit pour la dissiper; mais à peine endormi, il s'était réveillé dans un état d'oppression extrême, éprouvant au cœur une douleur telle qu'il ne pouvait élever la voix, ni se donner le moindre mouvement pour frapper légèrement une cloison qui le séparait d'une chambre attenante, occupée par son ami.

Il avait passé ainsi toute la nuit dans un état de souffrance extrême et de diaphorèse abondante.

Tous les caractères de l'angine de poitrine étaient sous nos yeux. — Ventouses sur la région du cœur, sinapismes aux jambes, digitale.

Les ventouses procurèrent un grand soulagement; mais pendant les trois quarts de la journée le malade ne put parler que quand la ventouse agissait. Après les ventouses, les sinapismes sur la même place. Il fallut y revenir à dix heures du soir.

Cependant les symptômes d'oppression et les battements du cœur s'étaient amendés.

Le lendemain, le malade continua la préparation de digitale et de laurier-cerise. La sueur n'avait pas cessé.

Quelques ventouses furent encore promenées sur la région du cœur. Le jour suivant le malade put se lever.

Deux jours après, il put partir.

Nous le revîmes deux mois après. Il allait bien, fort

satisfait de sa saison relativement à son larynx et à ses bronches; mais fort préoccupé de savoir s'il n'aurait pas à subir encore « une pareille torture, » par le fait des eaux, en revenant à Cauterets.

Pour lui (c'est un homme d'une haute intelligence), il ne pouvait pas être douteux que les symptômes d'angine de poitrine ne fussent dus à l'action thermale. Il disait, à l'appui de son opinion, que depuis le 3 septembre, jour où il avait ressenti le premier effet d'excitation thermale, il n'avait cessé d'en éprouver quelques symptômes à intervalles, et que, pendant les quarante-huit heures qui avaient précédé « sa terrible nuit d'oppression, » il avait, à la suite des douches, ressenti une agitation inexprimable et des douleurs erratiques dans tout le corps.

Voilà donc la fièvre thermale sous le masque de l'angine de poitrine.

On peut facilement reconnaître, avec M. Taylor et autres, que les propriétés bienfaisantes des eaux diminuent à mesure que le malade se rapproche à l'état de santé. Ne dirait-on pas que quand les eaux minérales ne trouvent pas un mal à combattre, elles font du mal elles-mêmes ! L'état maladif serait une condition d'impunité relative (1).

(1) Il ne faudrait pas croire d'être à l'abri de la fièvre thermale, parce que l'on serait malade. Il est d'observation qu'elle est plus rare dans ce cas; mais aussi quand elle survient, elle est plus grave chez le sujet bien portant. Chez ceux qui sont profondément débilités, elle est presque toujours fatale et précipite la fin. C'est ce qui a conduit à administrer, dans ces cas, l'eau avec la plus grande circonspection et à petites doses.

Ainsi, la fièvre thermale s'exprime par des symptômes généraux et des symptômes locaux.

Nature propre de la fièvre thermale. — Tous les auteurs qui se sont occupés de l'action des eaux minérales sur l'organisme ont donné, sous des noms divers, des tableaux de symptômes qui sont l'expression de fièvres plus ou moins intenses et variées dans leurs modes.

Page 159, M. Gigot-Suard s'exprime ainsi : « L'action » exercée par nos eaux sur les voies respiratoires est, » comme pour les autres organes que ces eaux modifient, » physiologique ou pathologique ; c'est-à-dire qu'elle se » limite à une simple stimulation, ou qu'elle va jusqu'à » la congestion et même l'inflammation. Dans le premier » cas, elle se manifeste par l'augmentation des sécrétions » de la muqueuse bronchique, une faible sensation de » chaleur et de constriction du côté de la trachée et du » larynx, avec quelques picotements qui provoquent la » toux et l'expectoration. Ces phénomènes apparaissent » quelquefois dès le commencement de l'emploi des » eaux, pour cesser ensuite ; d'autres fois au bout d'un » certain temps seulement. Dans le second cas, les modifi- » cations morbides commencent ordinairement sur les » portions de la muqueuse qui se rapprochent le plus de » l'air extérieur, et s'étendent successivement vers les » parties profondes. C'est ainsi que le coryza précède » souvent la laryngite, que celle-ci précède la bronchite, » et qu'enfin à la bronchite succèdent les congestions » pulmonaires et l'hémoptysie. »

C'est donc bien clair. Les phénomènes pathogénétiques des eaux sulfureuses sur les organes respiratoires, sont calqués sur le tableau pathologique des maladies de ces organes. Ajoutons que si ces phénomènes ne sont pas également intenses chez les divers sujets, ils n'ont, par cela même, que plus d'analogie avec ceux des maladies naturelles. Celles-ci, on le sait, ne sévissent pas avec la même intensité chez chacun.

Voyons l'opinion de M. Pidoux, inspecteur des Eaux-Bonnes, sur cette question intéressante et importante au superlatif : « L'action pathogénétique de l'eau thermale » se traduit par une susceptibilité catarrhale toute nou- » velle ; on se tromperait, en effet, si on attribuait unique- » ment cette susceptibilité particulière aux circonstances » météorologiques nouvelles dans lesquelles se trouvent » les sujets. L'invasion de ces affections catarrhales est » très-aiguë, très-franchement aiguë. C'est autre chose » qu'une exaspération de la phlegmasie chronique des » bronches. On sent là une manifestation morbide moins » personnelle.

« La dyspnée est congestive, et les poumons fluxionnés. » La céphalalgie, l'injection vultueuse des traits, la toux » rauque, le coryza, la chaleur halitueuse, la fièvre saine » et de bon caractère, l'accablement léger, l'anorexie et » l'urine des fébri-phlegmasies éphémères, tout annonce » que le malade est placé sous une influence pathogéné- » tique récente et superficielle.

» Mais en toutes choses c'est la fin qu'il faut voir. » Comment va se terminer cette scène ? A Paris, si nous » observions de pareils accidents chez nos malades à » affections chroniques de la poitrine plus ou moins gra- » ves, nous tremblerions de voir ces affections surexcitées » dans leurs tendances les plus fâcheuses ; c'est pour cela » que nous évitons, par tous les moyens possibles, les

» bronchites, les congestions pulmonaires et les irrita-
» tions de poitrine de tout genre chez nos malades;
» c'est pour cela que nous faisons habiter le Midi pen-
» dant l'hiver. Nous savons trop quelle influence funeste
» ont sur leurs catarrhes, leurs asthmes, leurs phthisies,
» ces mouvements fluxionnaires des poumons.

» Eh bien! il en est tout autrement de nos grippes
» thermales. J'avoue qu'avant d'avoir appris à les recon-
» naître, j'en étais effrayé. Je m'attendais à leur voir
» produire sur les maladies chroniques de la poitrine des
» effets désastreux, que j'avais eu tant de fois l'occasion
» d'observer ailleurs dans toutes les classes de la société.
» Je fus heureusement détrompé. La grippe thermale
» parcourt rapidement, franchement ses périodes. Elle
» marche à côté de l'affection chronique, si je peux ainsi
» dire, sans s'y ajouter, sans la précipiter. »

Pas toujours, cependant.

» Elle finit brusquement, avec netteté, comme elle a
» commencé. Il n'en reste rien, qu'une tolérance désor-
» mais plus grande pour le traitement hydro-minéral
» et une susceptibilité à contracter des rhumes, qui est
» juste le contraire de la susceptibilité excessive pour
» ce genre d'affections qu'avaient d'abord causée sur
» l'économie entière, et sur l'appareil respiratoire en
» particulier, les premières impressions de la médication
» sulfureuse thermale.

» Le malade peut, à dater de ce moment, prendre
» impunément des doses beaucoup plus élevées d'eau
» minérale et s'exposer à des intempéries qui eussent
» infailliblement déterminé chez lui des rhumes prolon-
» gés avant la médication et ses effets pathogénétiques.

» Si je ne devais pas m'interdire, en ce moment, de

» traiter la question de thérapeutique, qui correspond » pourtant d'une manière si étroite à ma question de » matière médicale, je dirais que la susceptibilité catarrhale chronique, à laquelle tant de personnes sont » sujettes, et qui est une des affections qu'on traite le » plus efficacement aux Eaux-Bonnes, comme à Cauterets, » n'a pas de contre-maladie thérapeutique plus sûre que » la susceptibilité catarrhale franche et passagère qu'im» prime à l'économie la médication sulfureuse ther» male. »

Voilà un tableau qui rendrait jaloux le plus radical des disciples de la doctrine des semblables.

D'autres auteurs s'accordent, avec M. Pidoux, à considérer d'autres symptômes déterminés par l'usage des eaux, comme des signes de la saturation thermale. Au tableau de ces symptômes, M. Pidoux ajoute les suivants :

« Une sensation de chaleur âcre, éprouvée par les » malades vers le larynx et l'isthme guttural, une toux » sèche particulière, étranglée, avec une obstruction de » l'entrée des voies respiratoires qui fait croire aux ma» lades à l'existence d'un corps étranger plus ou moins » volumineux arrêté dans ces parties ; un peu de dyspnée » accompagnée aussi d'une sensation de resserrement du » thorax ; des douleurs vagues dans la poitrine, principa» lement sous les clavicules, voilà pour les signes patho» génétiques locaux. »

Cette saturation, comme ces auteurs la nomment, n'est absolument que les signes pathogneumoniques élevés à une plus haute puissance d'expression. Nous avons vu plus haut que la saturation n'est pas toujours suivie de fièvre, et réciproquement la fièvre peut se développer avant qu'il y ait saturation. Le signe pathogneumonique de la saturation est un dégoût, une répulsion absolue pour l'eau minérale.

« Suivant M. Pidoux, dit M. Gigot-Suard, il y a encore » des *hémoptysies thermales,* qui sont aux hémoptysies » communes ou symptômatiques de la phthisie, ce que » les bronchites thermales sont aux bronchites simples, » et quelquefois tuberculeuses, à côté desquelles elles » viennent se jeter. Cette distinction, qui paraîtra peut- » être subtile, est réelle ; mais comment l'établir, lorsque » le crachement de sang se déclare chez un phthisique? » M. Pidoux se contente de dire que les hémoptysies » thermales *ont le cachet de leur cause,* sans nous ap- » prendre en quoi il consiste.... »

Il est à regretter, en effet, que M. Pidoux n'ait pu nous faire toucher du doigt, en les caractérisant par des symptômes pathogneumoniques, le *cachet de la cause* de ces hémoptysies thermales. Il n'est pas improbable que l'habile observateur, qui a su si bien dessiner les caractères des grippes, bronchites et laryngites thermales, ne nous dise bientôt les caractères des hémoptysies de même origine. — Ne peut-on, dores et déjà, les différencier en s'entourant de tout ce qui a servi à caractériser les autres accidents pathogénétiques? Ainsi, comme la grippe thermale, l'hémoptysie de même origine parcourra rapidement, franchement ses périodes. Elle finira brusquement comme elle aura commencé. Il ne restera pas trace de son passage. Cette hémoptysie, conséquence d'une intoxication minérale, n'éclatera pas assurément d'une manière spontanée. Avant sa venue, la fièvre thermale, la toux, la bronchite, l'état fluxionnaire du poumon, auront averti l'observateur attentif qui a lieu de craindre.

Il est donc reconnu que l'action pathogénétique des

eaux peut s'élever jusqu'à l'hémoptysie. D'après les idées exposées par M. Pidoux lui-même, elles doivent la guérir.

En somme : la fièvre thermale peut présenter les symptômes les plus divers. La première observation ci-dessus est un exemple de fièvre thermale se traduisant par un trouble cérébral ; la deuxième offre les prodromes d'une fièvre éruptive ; la troisième une leucorrhée et un rhumatisme ; la quatrième un lumbago avec orchite, etc.

Véritable protée, la fièvre thermale semble se voiler sous les symptômes de toutes les autres fièvres.

C'est bien ce qui rendrait difficile son diagnostic, si heureusement sa marche, son évolution et surtout son traitement n'en dévoilaient vite la nature. C'est à la fièvre thermale que peut être appliqué l'aphorisme : *Naturam morborum curationes ostendunt.*

Nous pouvons donc conclure à l'existence réelle de la fièvre thermale. Sous des dénominations diverses, tous les auteurs reconnaissent cette réaction de l'organisme contre l'excitation donnée par les eaux minérales, quand celles-ci ont dépassé les bornes d'une simple stimulation suffisante généralement pour la cure. M. Pidoux va même jusqu'à ne douter de la puissance pathogénétique d'aucunes eaux. Il a, dit-il, fréquenté Néris, où l'on traite des névroses et des névralgies. Il y a observé des symptômes pathogénétiques semblables aux symptômes présentés par ces maladies.

II

CARACTÈRES PROPRES ET DISTINCTIFS

Il faut une certaine habitude pour distinguer une fièvre thermale de toute autre affection. Son génie protéïque, en la privant de symptômes fixes et propres, peut facilement en imposer et conduire à une diagnose erronée quant à l'étiologie ; cependant, si l'on sait bien tenir compte des circonstances où l'on se trouve, des milieux où l'on est, des antécédents et des aptitudes pathologiques du malade, on arrive à la reconnaître. Ce caractère protéiforme peut même jeter un certain jour et aider au diagnostic.

Ainsi, dans la troisième observation relatée ci-dessus, l'apparition d'une leucorrhée et de douleurs rhumatismales avec fièvre, chez une personne de soixante ans, qui ne s'était exposée à aucun refroidissement, ne saurait trouver sa raison d'être que dans l'usage intempestif des bains de César.

Lorsque pendant une saison balnéaire, au milieu d'une vie régulière et calme, loin des soucis et de l'agitation des affaires, pendant les beaux jours de l'année, une personne qui depuis plus ou moins longtemps fait usage des eaux, est prise tout à coup de symptômes plus qu'inattendus, qu'aucune influence de saison, aucun génie épidémique ne motivent, il y a grandement lieu de rattacher à l'eau minérale des symptômes qu'il serait difficile d'attribuer à d'autres causes. On peut affirmer une fièvre thermale.

Devant ces symptômes, il y a lieu de suspendre tout usage des eaux et recourir aux moyens sédatifs. Parmi ces derniers, nous pouvons mettre les bains de la source *Rieumiset* au premier rang. Si réellement la vraie cause de l'accident fébrile est l'action de l'eau minérale, l'effet salutaire produit par l'eau de Rieumiset le confirmera.

Nous reviendrons sur cette propriété curative des eaux de la source de Rieumiset, véritable antidote de la fièvre thermale à Cauterets.

La fièvre thermale offre dans sa marche des caractères propres à la faire reconnaître. Ainsi que nous l'a dit le Dr Pidoux dans les passages cités ci-dessus, elle est rapide, prompte dans son évolution comme elle l'a été à son début. Il ne restera pas trace de son passage. Les symptômes les plus alarmants la veille peuvent être éteints le lendemain. Il n'est pas d'habitude de voir des sédations aussi rapides dans des maladies dont les causes sont autres.

La fièvre thermale ne se présente jamais sous une forme chronique. C'est toujours un état aigu plus ou moins intense.

Ainsi, *obs*. 7e. — M. R. avait une caverne au poumon gauche, expectoration très-abondante de crachats rouillés (un plein verre par vingt-quatre heures). En outre, il y avait commencement de coxalgie du côté gauche avec douleurs erratiques dans les diverses régions du membre pelvien. — Il survint diverses exacerbations après les premiers jours de l'usage des eaux. A trois reprises nous fîmes tout suspendre, même la boisson. Au bout de vingt-quatre heures l'exacerbation tombait et le malade désireux, disait-il, d'utiliser son séjour limité, reprenait le traitement thermal. Vers le seizième jour, une dyssenterie avec fièvre très-forte survint. Pendant trois jours le malade ne cessa d'user des opiacés *intùs* et *extùs*. La fréquence des selles et le ténesme ne diminuaient point. Nous finîmes par le convaincre que cette dyssenterie était un effet des eaux. Il prit deux bains avec l'eau de Rieumiset le même jour et tout s'amenda. Deux jours après, les bains Rieumiset ayant été continués, le ténesme et les selles avaient cessé. — Cette fièvre thermale fut suivie d'une diminution considérable dans l'expectoration. Cette amélioration du côté de la poitrine se maintint et le malade quitta Cauterets dix jours après.

Il est facile de reconnaître ici la fièvre thermale à la rapidité de son évolution. Quelle serait la dyssenterie due à d'autres causes qui, aprés avoir résisté aux opiacés, disparaîtrait entièrement en quarante-huit heures sous la simple action des eaux de Rieumiset, et dont cette disparition serait suivie d'un amendement des symptômes thoraciques préexistants?

La simple excitation, occasionnée toujours par l'usage des eaux, ne peut pas évidemment mériter la qualification de fièvre thermale, quoiqu'elle soit due à la même cause.

Cette dernière est nécessaire pour la cure, la première est souvent nuisible.

C

EFFET CURATIF DE LA FIÈVRE THERMALE

Lorsqu'un remède guérit, affirme une école, c'est parce qu'il a la propriété de produire des symptômes semblables à ceux à propos desquels il est administré.

L'affirmation de ce principe, comme absolu, a allumé une polémique qui n'est pas près de s'éteindre.

Est-il besoin de dire que toute loi absolue, en médecine, aura le sort de tous les systèmes que l'on voit depuis des siècles paraître et s'évanouir tour à tour?

Ne sait-on pas, d'un autre côté, que lorsqu'une vérité frappe à une porte et que cette porte ne s'ouvre pas, la vérité se retourne, se révèle au monde, y fait son chemin et laisse en arrière ceux qui n'ont pas voulu l'entendre?

Souvenons-nous que les principes, les lois, dans les sciences naturelles, sont *contingents* et non *absolus*, comme les phénomènes qui servent à les formuler.

Néanmoins, est-il possible que cette analogie, cette similitude de la fièvre thermale avec les symptômes des maladies que l'on vient soigner aux mêmes eaux, soient le fait insignifiant et sans importance d'un pur hasard dont il ne faut faire aucun cas?

Lorsque l'on voit, après l'évolution d'une fièvre thermale, la maladie naturelle être considérablement amendée, ne doit-on pas se demander s'il n'y a pas là une relation de cause à effet?

D'un autre côté, il est incontestable que le mal diminue chez la majeure partie des malades, sous l'action des eaux, sans imposer les orages d'une fièvre thermale.

Comment concilier ces deux faits en apparence contradictoires?

L'observation montre que toutes les fois que l'on fait usage des eaux minérales, il survient plus ou moins tôt une élévation du pouls, de la chaleur animale, un surcroît d'activité dans la circulation générale et capillaire surtout. La peau se colore; les muqueuses, de pâles deviennent rosées. Les stries violacées que le stase du sang veineux offrait à la surface de ces dernières disparaissent. Une circulation plus active dégorge ces petites varices. Tout cela se passe sans orage et sans bruit; mais peut-on dire qu'il n'y a là aucune action fébrile?

N'est-ce pas une fièvre thermale en miniature si on la compare aux états qui ont fait le sujet des observations relatées; fièvre qui n'en existe pas moins et dont les salutaires effets ne seront que plus certains?

Mais est-il nécessaire de subir une fièvre thermale avec symptômes intenses pour obtenir la guérison de la maladie naturelle? Non, certes, car le plus souvent ces réactions trop vives de l'organisme contre une action provocatrice trop intense le font succomber dans la lutte. — C'est au médecin traitant à surveiller ces actions trop actives des eaux et leurs fâcheux effets. Cette étude sur la fièvre thermale a pour but principal de prévenir contre elle.

Mode d'action. — Voici comment M. Pidoux explique (page 248 et suiv.) la manière d'agir des eaux : « ..... Pour » être utile, une eau minérale, comme tout médicament » d'ailleurs, ne doit pas agir, ainsi qu'on est porté à le » croire, sur la maladie, mais sur la santé et contre la » maladie.....

» ... . Lorsqu'un médicament modifie salutairement » l'organisme, ce n'est pas en agissant sur les parties » altérées et en les détruisant, mais en agissant sur les » parties encore saines, en les maintenant dans la santé » et les empêchant de céder à l'entraînement patholo» gique. »

Non-seulement le médicament maintient à l'état sain les parties qui ne sont pas encore altérées et arrête ainsi les progrès du mal, mais il imprime à l'ensemble des parties saines une énergie, une vitalité qu'elles avaient en partie perdues. La conséquence est naturellement une plus grande puissance de l'organisme agissant contre la cause de trouble. L'énergie de la force médicatrice est accrue.

Cette force médicatrice n'est point une entité imaginée pour venir en aide à un système plus ou moins ingénieux. Cette expression ne doit jamais être acceptée que comme résumant en un seul mot tous ces phénomènes, tous ces efforts que l'organisme expose aux yeux de l'observateur.

La nature est, dit-on, le meilleur médecin. Il serait plus vrai de dire qu'elle est la meilleure médication, la médication nécessaire, obligée. Puissance médicatrice souveraine, jalouse de sa suprématie, et qui ne permet à nulle autre de pénétrer dans ses domaines sans composer avec elle.

L'observation nous revèle : que dès qu'une cause de trouble survient dans l'organisme, une fièvre s'allume, une réaction se produit. Fièvre, réaction si utiles, si indispensables, que quand elles tardent, jamais le danger n'est si grand. Il n'est d'efforts que l'on ne doive faire pour les provoquer. C'est, en effet, ce que l'on a de plus pressé dans le choléra et les fièvres algides.

Si donc la nature, *sponte suâ*, commence une réaction médicatrice utile, il est élémentaire qu'il ne serait ni prudent, ni rationnel de venir l'enrayer par des moyens opposés à elle.

Quô vergit natura eô ducendum est, a dit Hyppocrate depuis la naissance de l'art. Toute médication devra donc venir joindre ses efforts à ceux de la nature et (qu'on nous passe l'expression) emboîter le pas avec elle.

Or, ce *ducendum*, ce pas à emboîter, c'est là tout l'art du guérisseur et ce n'est pas petite affaire. Pour seconder quelqu'un, il faut savoir où il va, comprendre sa marche, interpréter ses efforts, connaître sa puissance, intervenir dans une juste mesure..... Voilà bien des notions indispensables à posséder avant d'être en règle pour pouvoir appliquer un remède à une maladie.

Que penser après cela, en voyant des malades user des eaux sans autre boussole qu'une aveugle routine ou une fantaisie qui souvent coûte cher?..... Il y aurait trop à dire sur ce chapitre.

Les eaux minérales agissent en sens direct des efforts de la nature. C'est ce que l'observation a toujours montré.

Depuis longtemps Bordeu avait considéré l'effet utile des eaux minérales comme se produisant en ramenant à l'état aigu les maladies chroniques.

Il n'y avait donc pas là opposition, antagonisme à la maladie par la médication thermale; au contraire : il y avait effort direct, concours dans le même sens. La maladie chronique n'était pas directement combattue, elle était seulement changée dans sa modalité. De l'état chronique, elle était ramenée à l'état aigu. Sa torpeur était ravivée, ou mieux la réaction de la nature était réveillée.

M. Filhol *(Eaux minérales des Pyrénées)* dit : que sous leur action on sent un *remontement* général, un redoublement des forces de l'organisme.

La facilité avec laquelle une constitution donnée supporte une cause accidentelle de trouble, soit blessure, intoxication miasmatique, etc., et en triomphe, est une preuve inconstestable de sa puissance et de sa force. Conséquemment, la constitution la plus robuste sera celle qui résistera le mieux. C'est ce que l'on voit tous les jours. Le remontement général que les eaux minérales produisent chez un sujet affaibli, luttant difficilement contre la maladie qui le tourmente, est une puissance qui ne combat qu'en le renforçant lui-même. Elle rend cette constitution puissante, de faible qu'elle était, attaque ainsi le mal d'une manière médiate, avec le concours de ce même organisme qu'elle a fortifié. Mais elle ne va point directement s'adresser à la cause de trouble avec qui l'organisme est déjà aux prises; elle n'en fait point, de cette cause morbide, un adversaire personnel à elle-même qui n'aurait plus rien à démêler avec la force médicatrice naturelle.

Qu'observe-t-on sous l'influence des eaux?

Le sujet est réconforté avant que rien ne change dans le mal local. La fièvre ou réaction est ravivée, ou éveillée si elle n'existait déjà. La lutte engagée ou seulement retardée faute d'énergie de la part de l'organisme, redouble ou commence. La tonalité de l'ensemble se produit. Quels sont les phénomènes latents, profonds, secrets qui s'évoluent alors? c'est encore sur plusieurs points un mystère; mais ce qui n'est pas un mystère, c'est la disparition subséquente des symptômes morbides, qui a lieu quelques septenaires après.

En résumé, reconnaissons :

1° Que les eaux minérales ont la propriété de produire par elles-mêmes des symptômes qu'on retrouve dans les maladies qu'elles sont aptes à combattre.

2° Qu'elles agissent en sens direct des efforts de la nature elle-même.

3° Que très-probablement il y a dans cette corrélation

des symptômes le secret si recherché de leur action curative.

Dangers de la fièvre thermale. — Assurément, pour que l'eau minérale produise un effet curatif, il faut bien que son action se fasse sentir sur l'organisme; mais cette influence salutaire, qui se traduira par des symptômes modérés sur lesquels nous n'avons pas à revenir, n'a nullement besoin de s'élever au degré de produire, par elle-même, une fièvre dans toute l'acception du mot.

Les indications qui peuvent s'offrir de provoquer des pertubations profondes, des réactions violentes, sont fort rares et rarement sans danger.

Que penser alors de ces prescriptions usuelles, qui vous disent *à priori* : Restez vingt, trente jours aux eaux; quittez la station quand vous sentirez de la répugnance pour l'eau. On ajoutera même : Reposez-vous huit à quinze jours, et recommencez ensuite jusqu'à satiété..... Après cela faut-il s'étonner s'il arrive des accidents? N'accusons pas les eaux, mais bien l'incurie apportée dans leur emploi.

Théophile Bordeu parlant des eaux de la Raillère pour les poitrinaires, dit : « Il faut user de grandes précautions. Ces eaux peuvent être nuisibles, elles peuvent échauffer et devenir pernicieuses, surtout pour les malades qu'on envoie presque mourants et qui auraient dû user de notre remède depuis longtemps. » (Lettre XXIII).

C'est ce qui nous a été malheureusement donné d'observer sur un instituteur qui était atteint d'une fonte de tubercules disséminés. Nous avions vu ce malade quelques mois auparavant; son état était loin de présenter les symptômes de la fièvre étique, de la phthisie galopante. Nous lui avions alors conseillé de prendre quelques verres d'eau de la Raillère transportée. Il ajourna l'exécution de notre prescription; ce ne fut que quatre mois après, son état s'étant aggravé, qu'il fit venir l'eau minérale. Il la but et n'eut qu'à s'en plaindre. La fièvre fut accrue, l'eau minérale ne servit qu'à précipiter le dénouement fatal. Ce malade se trouvait éloigné de tout médecin, on ne sut modérer ou suspendre l'usage de l'eau. Les fâcheux effets de celle-ci attribués à d'autres causes, l'eau fut employée avec d'autant plus de persistance.

Ces conséquences, en apparence contradictoires, sembleraient devoir jeter toute défaveur sur l'emploi des eaux minérales. Qu'il n'en soit rien cependant. Ces résultats divers font dire, avec juste raison, que la médecine est une science *conjecturale*. Qu'est-ce à dire? Faudra-t-il donc renoncer à traiter les maladies? Non assurément, mais restons bien convaincus qu'il faudra toujours beaucoup d'art pour dégager l'utile au milieu de ces conjectures. Disons avec Théophile Bordeu qu'il faut « être du métier » et bien comparer tout avant de se déterminer.

D

SON UTILITÉ PENDANT LE TRAITEMENT

Les modifications, les changements qui surviennent chez les sujets affectés de maladies chroniques, sont bien plus lents, moins apparents, moins tranchés que chez ceux atteints de maladies aiguës. Il s'ensuit que, dans le premier cas, l'attention du médecin doit être bien plus soutenue que dans le second. Est-ce bien ce qui se fait? N'est-ce pas plutôt le contraire? Tandis que pendant le traitement d'une maladie aiguë, le médecin visite son malade matin et soir, n'est-il pas de coutume qu'il ne le voie qu'à longs intervalles pendant un traitement thermal?

Dans ces dernières conditions le médecin ne saurait suivre pas à pas, saisir ces modifications presque insensibles qui se produisent et dont la connaissance est cependant si précieuse pour diriger le traitement.

Il n'est pas indifférent que le médecin sache bientôt comment un malade aura supporté un premier bain, un premier verre d'eau minérale. Et si cette première connaissance est utile, il n'est pas moins important que dans trois ou quatre jours, il puisse saisir et bien analyser les premiers effets de la médication thermale.

Car, si en vertu de leur puissance souverainement spécifique, les eaux minérales de Cauterets, prises d'une manière presque intempestive, procurent encore des cures vraiment merveilleuses, il n'est pas rare de gémir d'en avoir usé sans discernement.

La cure est toujours due, en grande partie, à la méthode, à l'art mis dans l'emploi des eaux, et les fièvres thermales sont ainsi évitées.

Obs. 10e. — Nous fûmes consulté, en 1867, par M. D... de Gimont, qui, depuis trois ans, faisait usage des eaux de Cauterets pour une aphonie survenue à la suite d'un sommeil fait imprudemment sur une terre labourée. Lorsque nous eûmes la visite de ce malade, il n'avait plus que peu de temps à rester à Cauterets. Il nous suffit de mettre de l'ordre dans l'usage intempestif qu'il faisait des eaux, pour lui rendre la voix dans quelques jours. Cet intéressant malade est revenu cette année (1868), confirmer sa cure, et reviendra, nous a-t-il dit, l'année prochaine par reconnaissance.

Eh bien! s'il est utile de suivre attentivement l'action de la médication thermale, sachons bien que les eaux, par les effets pathogénétiques qu'elles produisent, servent souvent de boussole dans la direction du traitement.

M. X... est âgé de quarante-cinq ans, d'un tempérament bilioso-nerveux, ayant beaucoup voyagé et dirigé un grand commerce. Il est complètement tuberculeux. Les râles, les craquements caractéristiques de la tuberculose concordent avec un faciès émacié, teint terreux, pommettes saillantes, yeux caves, voix voilée, toux caverneuse, crachats jaunâtres, épais; main gauche engourdie, avec commencement d'insensibilité dans les doigts. Ce malade, après trois demi-bains pris à la Rallière, a été pris d'insomnie, d'excitation cérébrale extrême. « Je deviendrai fou, me disait-il, si je me baignais encore. » Nous fîmes suspendre les bains et continuer la boisson qui fut pendant trente jours bien tolérée. Dans huit jours nous voulûmes recommencer l'usage des bains. Au deuxième il y eut de nouveau : insomnie, agitation extrême, pouls fébrile. Il fallut recourir à deux bains avec l'eau de *Rieumiset* pour ramener le calme. Le malade ne continua que la boisson, même fort modérée, demi-verre Raillère; les symptômes dont il se plaignait cessèrent et quelques forces semblaient revenir. En quittant Cauterets les râles pulmonaires étaient à peu près les mêmes, un peu moins d'oppression, un peu plus de force.

N'est-il pas permis de se demander ce qu'il serait advenu, si ce malade avait persisté dans l'emploi des bains? Une fièvre thermale aurait entraîné une inflammation prompte des tubercules, et probablement une phthisie galopante aurait mis un terme rapide à un état maladif qui peut encore permettre de vivre.

Il appert de ce fait que la connaissance de la fièvre thermale a fourni l'indication de modérer et modifier l'emploi des eaux. Que si les symptômes d'excitation, d'insomnie, avaient été attribués à d'autres causes, on aurait pu être conduit à les combattre par des moyens pharmaceutiques ordinaires qui les auraient plus ou moins voilés. Conséquemment, continuer l'usage de la médication par les bains, et voir bientôt s'éveiller une fièvre dont il n'est pas toujours facile de conjurer les fâcheuses conséquences.

Obs. 11e.— C'est ce qui est advenu à M. X... Ce malade, d'une complexion forte, mais d'un tempérament essentiellement lymphatique, blond, peau blanche, fine, cicatrices d'écrouelles, est depuis quelques années affecté d'une expectoration très-abondante de crachats épais, jaunes, verdâtres, véritable bronchorrée qui porterait à croire que c'est par la muqueuse des tubes aériens que se fait aujourd'hui la déperdition d'humeurs que laissaient autrefois échapper des fistules, des ganglions lymphatiques cervicaux. Des râles muqueux seuls dans la poitrine; un thorax bien conformé d'ailleurs et amplement développé; un certain embonpoint, mais une gastralgie ou mieux une gastrite bien caractérisée.

Ce malade, ancien habitué de Cauterets, ne pouvait pas se mettre dans l'idée que l'on dût user des eaux avec modération. Rester vingt-cinq à trente jours à Cauterets, prendre vingt-cinq à trente bains, quinze ou vingt douches, boire deux verres à la Raillère, autant à Mauhourat, se gargariser matin et soir, user même des pulvérisations, lui paraissait devoir être chose inoffensive et souverainement indispensable pour accomplir en règle une saison.

Les accidents de fièvre thermale qui survinrent eurent besoin de se renouveler à quatre ou cinq reprises pour le convaincre de l'utilité d'apporter de la modération dans l'usage des eaux.

Ce furent d'abord, quatre jours après son arrivée, de la fièvre avec courbature, anoréxie, toux, céphalée. — Plus tard, bouche pâteuse, pyrosis très-intense qui se renouvelle chaque fois que le malade, oubliant nos prescriptions, prenait de plus grandes quantités d'eaux. — Il fallut ainsi passer toute la saison à combattre des accidents thermaux. Ce ne fut que vers la fin et à la suite de ces fréquentes expériences que ce malade, homme très-intelligent d'ailleurs, se rendit à notre manière de voir. Nous ne doutons pas qu'il n'obtienne un bon effet de sa saison; mais nous sommes persuadé qu'il aurait pu en être de même sans subir de pareilles épreuves.

Que serait-il advenu si les premiers symptômes d'intoxication thermale n'avaient pas été enrayés?

Combien de malades qui doivent attribuer à leur maladie propre des souffrances qui ne sont que l'effet des eaux employées sans prudence!...

La fièvre thermale serait encore un phare lumineux pour éclairer le médecin sur les maladies auxquelles peut être plus ou moins enclin le sujet soumis à ses soins. « J'ai déjà dit souvent qu'une médication (Pidoux, p. 254), avec l'eau minérale, pouvait être une pierre de touche très-fidèle pour décéler les dispositions morbides plus ou moins latentes jusque là chez certains individus. Quand sur deux hommes bien portants, la même eau minérale produit des effets très-différents ; que, parfaitement tolérée par l'un d'eux, elle ne peut l'être par l'autre, et provoquer chez lui des actions pathogénétiques plus ou moins prononcées, on peut, par la direction, le lieu, le caractère de ces perturbations morbides artificielles, pressentir avant sa maturité et son développement naturel, le genre de maladie vers lequel incline cet individu. Quelquefois il n'est pas impossible, d'après le tempérament seul, de prévoir que telle eau minérale sera bien ou mal tolérée par tel sujet plutôt que par tel autre, et quel genre d'intolérance ou d'actions pathogénétiques elle provoquera. »

Quant à l'appui de la thèse que nous développons sur l'utilité de la fièvre thermale pendant le traitement, M. Pidoux ajoute : Que des éléments de maladie, plus ou moins excitables, mis en contact des eaux minérales, trouvent dans ces agents et leurs propriétés pathogénétiques (fièvre thermale), des réactifs très-sensibles, et fournissent des indications dont on peut tirer parti pour le pronostic et la cure.

De ce que nous avons dit de la fièvre thermale, nous pouvons conclure :

1° Que la fièvre thermale est un fait qui se fonde sur l'observation pure ;

2° Que très-certainement c'est par elle que la cure des maladies a lieu ;

3° Que cette cure n'est point en raison directe de son intensité, au contraire ;

4° Que pendant un traitement thermal, c'est la fièvre

thermale qui est le plus à redouter, ainsi que l'intoxication dans la médecine usuelle par les substances pharmaceutiques les plus énergiques ;

5° Qu'elle s'observe surtout chez les personnes qui n'ont aucun besoin de faire usage des eaux et chez celles dont la maladie est trop avancée. — Ce qui porte à affirmer : Que l'extrême santé et l'extrême maladie n'ont rien de bon à retirer des eaux.

CHAPITRE III

APPROPRIATION THÉRAPEUTIQUE

DES DIVERSES SOURCES DE CAUTERETS

L'on ne saurait formuler sur ce point des principes absolus. L'art médical ne se prête pas, dans les lois qui le régissent, à ces rigueurs qui font la gloire des sciences exactes.

En thérapeutique thermale, comme en thérapeutique pharmaceutique, il ne saurait y avoir des arcanes souverains. Quelle que soit la valeur intrinsèque d'une substance médicamenteuse, elle aura, dans chacune de ses applications, à compter avec le tempérament, l'idiosyncrasie du sujet auquel elle sera donnée. Le degré d'intensité de la maladie, sa période, sa nuance spéciale et tant d'autres éléments du cas particulier que l'on traite, viendront en modifier les propriétés qu'on aurait pu théoriquement lui attribuer. Il y aura toujours plus ou moins lieu à les faire composer avec le nouveau cas qui se présente. Le genre d'emploi, la dose, la température, l'alternance avec d'autres sources, seront autant de modalités auxquelles il faudra recourir et qui viendraient à tout instant troubler la souveraine rigueur d'une formule imitant trop celles de l'algèbre et de la géométrie.

Toutes réserves ainsi faites, voyons quelles sont dans les maladies les indications des eaux de Cauterets.

Tous les praticiens savent quelles sont les maladies que l'on traite par les eaux sulfureuses en général et celles que l'on traite plus particulièrement à Cauterets. Mais le champ de la médecine est trop vaste pour que chacun puisse avoir à l'esprit une connaissance détaillée de la propriété thérapeutique spéciale à chacun des vingt griffons qui coulent dans la station qui nous occupe.

Les maladies soumises aux eaux de Cauterets sont toujours des maladies chroniques. La laryngite, pharyngite granulée ou autres, la bronchite, la bronchorrhée, l'asthme, l'emphysème, l'épanchement pleural, la phthisie muqueuse et tuberculeuse, et, généralement, toutes les maladies chroniques de la cavité thoracique. Les gastrites et gastralgies, entéralgies, hémorrhoïdes, affections utérines, tumeurs ovoriques, granulation du col, leucorrhées, syphilides. Et parmi les états constitutionnels : l'asthénie, l'état catarrhal, le lymphatisme, la diathèse scrofuleuse, les stases sanguines, humorales, la sensibilité obtuse, torpide, les diathèses rhumatismale, herpétique, tuberculeuse.

Ces maladies peuvent revêtir certaines formes, offrir

certains symptômes, être à telles périodes de leur évolution, qui peuvent donner lieu à des contre-indications des eaux.

A

INDICATIONS ET CONTRE-INDICATIONS DES EAUX

En général, la présence de la fièvre, de l'inflammation, la fluction active, la pléthore, la douleur excessive, le spasme violent, sont autant de contre-indications, quel que soit d'ailleurs le nom que l'on puisse donner à la maladie dont le sujet est affecté.

Ceci, toutefois, ne peut être dit que d'une manière générale, car il y a à Cauterets, ainsi que nous le verrons ci-après, des sources que l'on qualifie, à juste titre, d'*hyposthénisantes*, où l'on traite avec succès les rhumatismes nerveux et les névralgies.

Il n'y a à proprement parler aucun symptôme pouvant, par lui seul, commander l'indication ou la contre-indication des eaux. Tout dépend des déductions que le médecin pourra tirer de l'ensemble. Les vives douleurs d'un rhumatisme nerveux, qui tiendront à la sécheresse de la fibre, à l'irritabilité que l'on voit chez les sujets amaigris par les souffrances, cesseront à la suite de bains sédatifs à température modérée.

La légère excitation que ces bains, par leur nature sulfureuse, auront produite dans le système circulatoire, amènera du calme dans les douleurs : *Sanguis moderator nervorum*. C'est une affaire de tact.

D'autre part : nous avons vú, dans notre observation

personnelle, que les vives douleurs ressenties depuis longtemps dans la poitrine, ne furent pas un obstacle à l'usage des eaux et des inhalations d'eau pulvérisées, qui auraient dû généralement exaspérer une poitrine en feu, amener une sédation immédiate. Si un état fébrile du pouls, qui heureusement n'existait pas, avait coïncidé avec les douleurs thoraciques, il est probable que nous aurions éprouvé uue aggravation au lieu d'un amendement.

Ceci peut paraître contradictoire et devoir toujours troubler la fixation d'un traitement à suivre. Cette contradiction n'est qu'apparente. Elle s'efface vite devant la sagacité du praticien observateur, sachant pondérer les symptômes entre eux et en faire jaillir une lumière qui ne saurait briller d'avance. — Tel est le génie de la médecine, et tous les efforts ont été vains jusqu'à ce jour pour le changer. Il exige de la part du thérapeutiste le concours de son sens intellectuel après que ses autres sens ont perçu les symptômes. Sans cet effort, pas de cure à attendre, mais bien les plus grands dangers à courir....

Les principales contre-indications se tirent des symptômes offerts par les systèmes généraux des fonctions et de ceux présentés par les fonctions spéciales aux organes.

B

CONTRE-INDICATIONS TIRÉES DES SYMPTÔMES FOURNIS PAR LES SYSTÈMES GÉNÉRAUX

Système nerveux. — La souffrance de ce système, la névralgie, la névrose, l'éréthisme nerveux poussés à un ton très-élevé risquent d'être exaspérés par l'excitation produite par les eaux sulfureuses.

On rencontre des tempéraments devenus si impressionnables par suite d'affections morales tristes, par les déboires de la vie, qu'ils ne peuvent supporter aucun remède. Ces états se présentent généralement chez les femmes, chez les hystériques surtout. Nous en avons vu qui pour rien n'auraient consenti à boire une cuillerée d'eau. Ces cas sont fort rares assurément; mais nous ne pouvons croire que dans ces circonstances les eaux puissent être utiles.

C'est peu! si à cette impressionnabilité excessive est liée une disposition aux congestions et fluxions sanguines, la surexcitation du système nerveux, réveillée par l'action des eaux, pourra provoquer des hémoptysies et des métrorrhagies fâcheuses.

Système circulatoire. — Toute excitation préexistante de ce système, un pouls plein, fébrile, toutes dispositions à des hémorraghies actives, sont autant de contre-indications à l'emploi des eaux de Cauterets; mais toutes les hémorrhagies n'ont pas ce caractère d'activité. Il y a des hémorrhagies passives, liées à des états d'anémie, de scorbut, de débilité. Ces hémorrhagies, sortes d'exsudations sanguines qui se produisent sur les muqueuses gingivales, gutturales, bronchiques, sont peu abondantes; leur sang est pâle, séreux. Elles ne sont pas des contre-indications de l'usage des eaux.

Chez un hémoptysique dont le parenchyme pulmonaire sera envahi par des tubercules, il faudra apporter la plus grande circonspection dans l'emploi de l'eau minérale.

Il faudra que tout mouvement actif, hémorrhagique du pouls soit calmé; qu'il n'y ait plus dans le poumon que du sang extravasé dans les lamelles de son tissu. On conçoit que l'eau sulfureuse sera seulement utile en réveillant l'activité des vaisseaux absorbants du système à sang noir.

Avant donc d'envoyer à Cauterets un malade qui viendrait d'avoir une hémoptysie, il faudra être bien assuré que tout molimen hémorrhagique a cessé.

Les maladies du cœur sont une contre-indication presque toujours formelle quand elles sont liées à des hémorrhagies nasales ou pulmonaires. Il n'y a que celles qui sont sous la dépendance d'un principe rhumatismal qui pourront être traitées à Cauterets.

Un grand médecin a dit : Que l'on était souvent moins phthisique avec des cavernes qu'avec de simples tubercules crus.

Obs. 12e. — Nous avons depuis longtemps sous les yeux un malade chez qui, avec feu le Dr Pleindoux, de Nîmes, nous avons constaté depuis vingt ans des cavernes très-étendues. Il fume, boit, mange, comme si rien n'était. De fréquents catarrhes, qu'il contracte pendant la saison d'hiver, se jugent par des expectorations d'une abondance surprenante. Pendant leur évolution, le pouls est plein, mais doux; point dur, ni serré. Une douce sueur couvre la peau, et tout se juge par une bronchorrée qui dure jusqu'à un nouveau catarrhe, — et ainsi jusqu'au retour de la belle saison. Il est douteux qu'il succombe jamais à son affection pulmonaire, tellement son tempérament est fait à juger favorablement ces accidents fréquents.

Nous écrivions ceci en 1867. Nous venons de revoir ce malade ces jours-ci (1872). Il est dans le même état.— En 1870, il est venu à Cauterets. Il a franchi le rude hiver dans un meilleur état de santé que précédemment.

Nous citons ce fait pour faire ressortir combien les eaux seraient contre-indiquées chez celui chez qui les crises ne se feraient pas ainsi ; chez qui le catarrhe accidentel ne provoquerait qu'une sécrétion bronchique peu abondante, retiendrait, en quelque sorte, l'affection morbide, et ne l'exprimerait, non point par un pouls large, plein, franc, mais par un pouls petit, serré, à pulsations précipitées.

Dans ces dernières conditions, les eaux sulfureuses éveilleraient rapidement une phthisie galopante.

Obs. 13e. — Depuis trois ans, nous avons en traitement une dame russe qui expectore des quantités énormes de matières. Il existe des cavernes nombreuses dans les deux poumons ; mais le pouls est large, plein, franc. Les eaux de Cauterets sont très-bien supportées. La malade vivra longtemps.

Obs. 14e. — En 1871, nous avons eu à Cauterets un autre malade, M. P..., qui expectorait des masses de matières. Il supportait bien les eaux, données toutefois avec ménagement, parce que le pouls était large et franc.

Il faut se laisser guider, dans l'administration des eaux, tant par l'état général et l'état des divers systèmes de l'économie que par les lésions locales.

La suppression d'un flux sanguin normal (règles), ou flux devenu un besoin morbide (hémorrhoïdes), réclame l'usage des eaux de Cauterets. Conséquemment, les affections utérines, engorgements, ulcérations, catarrhes, et les troubles fonctionnels qui en sont la suite (stérilité), relèvent des eaux de Cauterets. — Mais ici encore il faut se diriger d'après les mêmes principes.

Ainsi : toute inflammation aiguë de l'organe, quelle qu'en soit la cause, est une contre-indication. Faut-il redire que la concomittance de la fièvre, un érétisme excessif, la constitution pléthorique, le tempérament sanguin, les souffrances menstruelles coïncidant avec un sang épais, riche en fibrine, tout ce qui réclame des déplétions sanguines, est contre-indiqué?

Tandis que les subinflammations de cet organe, qui sont liées à un état général de débilité, sont traitées à Cauterets avec le plus grand succès.

Système digestif. — Il est des constitutions débilitées, des sujets affectés de gastralgies, de gastrites, de dyspepsies qui éprouvent des dérangements immédiats dès les premières prises d'eau minérale. Ce n'est pas une raison pour en proscrire immédiatement l'emploi. Il suffit souvent de les couper avec un peu de lait, de sirop calmant ou astringent, même légèrement purgatif, selon que les eaux déterminent constipation ou diarrhée, pour mettre fin à ces dérangements et obtenir leur tolérance. Néanmoins, si ces diarrhées ou constipations avec douleurs entéralgiques étaient accompagnées d'un état fébrile primitif ou subséquent à leur usage, il faudrait en supprimer la boisson. C'est ce que nous avons vu dans une des observations que nous avons citées au sujet des fièvres thermales.

Tous les dérangements intestinaux tenant à la fièvre

étique (diarrhées colliquatives), sont des contre-indications formelles. Au contraire, toutes les diarrhées atoniques, sans fièvre; tous ces flux intestinaux qui restent après les fièvres graves, typhoïdes ou paludéennes, après de vieilles et longues dyssenteries; toutes ces entéorrhées liées à un épuisement de la constitution, qui souvent achèvent le malade sortant d'une fièvre aiguë intense; les lienthéries, réclament les eaux.

Souvent, pour certains sujets, l'indication ou la contre-indication sont des questions de doses qu'il suffit de modérer pour faire tolérer la médication thermale.

Nous avons dit qu'il n'y avait pas de lois absolues en thérapeutique thermale et que maintes fois tout dépendait de l'idiosyncrasie du sujet. De tous les systèmes fonctionnels, le plus capricieux dans ses aptitudes de tolérance pour les eaux est le digestif. Tel estomac paraîtra fort irrité et supportera d'assez fortes doses d'eau minérale, qui agiront avantageusement, tandis que tel autre n'offrira que de légers troubles dans les fonctions, et sera considérablement fatigué. C'est avec beaucoup de prudence, de ménagement, qu'il faut commencer le traitement thermal pour une affection gastro-intestinale. Il ne faut pas moins en surveiller les premiers effets que pour les autres états morbides.

Système dermique. — Nous avons à parler ici de la sueur et de sa suppression.

Aucun praticien n'ignore quelles peuvent être les suites redoutables d'une transpiration supprimée, soit sur tout le corps, soit seulement sur une partie.

Lorsque cette suppression n'est pas suivie d'une maladie

aiguë (nous n'avons pas à nous en occuper ici), le sujet n'échappe guère à une affection chronique. Les eaux de Cauterets sont toujours indiquées toutes les fois que l'on pourra rattacher à pareille cause les souffrances, quelle que soit leur forme. Elles sont souveraines pour rétablir les fonctions dermiques, et on saisit facilement quels doivent être les heureux effets du rétablissement de ces fonctions sur les maux qui ont paru à la suite de leur suppression.

Aucun n'ignore les suites, souvent redoutables, de la suppression de la transpiration des pieds.

D'autre part, les sueurs excessives sont des contre-indications toutes les fois que ces sueurs sont sous la dépendance d'une altération profonde d'un organe avec fièvre. Là rentrent toutes les sueurs nocturnes qui sont liées à des cavernes pulmonaires, à la fièvre étique. Certaines sueurs, néanmoins, ainsi que nous l'avons vu dans notre observation personnelle, sont liées plutôt à un état d'asthénie, alors même que celui-ci a été engendré par une lésion du poumon qui existe encore, qu'elles ne sont sous la dépendance de cette lésion même. En ce cas, l'indication est formelle, et le succès est certain, ainsi que nous l'avons éprouvé nous-même. Mais si la lésion du poumon, quoique moindre, existe avec érétisme et fièvre, que la sueur soit son expression propre, il y a contre-indication. L'eau minérale, par son excitation, exaspérera la fièvre et l'érétisme, et les sueurs qui en sont la conséquence. Il suffit d'un peu d'habitude et d'un peu d'attention pour distinguer ces deux cas. Le pouls est ici un puissant indicateur.

CHAPITRE IV

HYGIÈNE DES MALADES

A CAUTERETS

Cauterets, comme toutes les stations thermales situées à une altitude assez grande, présente, sous ce rapport, des avantages et des inconvénients.

Les auteurs ont beaucoup parlé, non sans raison toutefois, de l'influence de la raréfaction de l'air sur les poitrines malades. Tout ce qu'on a dit de bien de l'air comprimé dans ces maladies, justifierait ce qu'on a cru reprocher à des séjours où le baromètre monte peu. — Sans nier, car l'observation le montre tous les ans, l'influence de l'altitude sur les asthmatiques, nous contestons que cette influence ait sur les affections pulmonaires et les hémoptysies l'action qu'on leur attribue trop généralement; les hémoptysies que nous observons ont bien plus leur cause dans les excursions et les fatigues que l'attrait des plaisirs imposent aux malades, que dans l'influence réelle de quelques millimètres de moins de pression exprimés par le baromètre.

Ce qui est plus sérieux, plus dangereux, ce sont les variations brusques de la température. — Le malade doit, à Cauterets, être toujours muni d'un double vêtement. Il ne doit se permettre aucune promenade; ne jamais monter à la Raillère, même en voiture, sans se munir comme nous le disons. Outre les fraîcheurs du matin et du soir, il suffit d'un nuage au zénith, d'une entrée dans une gorge de montagne dès le matin; de s'y attarder le soir, pour être exposé à subir les effets fâcheux des changements qu'on y rencontre dans la température. — Le plateau de la Raillère et le chemin qui conduit de cette dernière à Mauhourat, points forcément fréquentés par la généralité des malades, sont en tous temps exposés à des rafales dont il est inutile de dire les conséquences.

Il advient encore des jours de pluie. Alors l'atmosphère se refroidit et les vêtements d'hiver sont indispensables.

Les eaux de Cauterets ont une action diaphorétique. Sous leur influence les pores de la peau s'ouvrent, les sécrétions dermiques s'accentuent, une plus grande exhalaison cutanée se produit. Non-seulement il faut seconder ces salutaires effets expansifs, mais il ne faut pas se dissimuler que, dans ces conditions, on est plus que jamais, impressionnable. Si cette action salutaire des eaux sur la peau est entravée, alors leur effet stimulant se réfléchit sur les organes intérieurs et de préférence sur ceux qui sont déjà affectés.

Ces considérations prennent encore un puissant appui dans le fait de changement de milieu.

Les personnes qui se rendent à Cauterets pendant l'été viennent de la plaine, sortent d'un lieu où la température est quelquefois de plus de 40°, et dans quelques heures séjournent dans une région où cette température se balance au plus entre 20 et 25°. — Ils rencontrent des soirées et des nuits fraîches, froides mêmes quelquefois. S'ils n'ont soin de changer leurs vêtements minces pour des vêtements forts, les dérangements intestinaux arrivent. Inutile de chercher ailleurs leur cause. — A Cauterets, les malades ne doivent avoir que des vêtements de drap.

Alimentation. — Quel est le régime diététique à suivre pendant l'usage des eaux ?

L'histoire de la médecine nous enseigne que, selon les temps et les idées théoriques qui dominaient, on a soumis les poitrinaires à un régime débilitant, à la diète lactée, à l'usage des féculants, des farineux.......

Antonin Bordeu vint inaugurer un système opposé. Il prévaut aujourd'hui. Ce ne sont plus que biffteks, côtelettes, rosbifs, gigots saignants, viandes crues ! le tout bien arrosé de vins généreux de Bordeaux.

Que faut-il penser de ces deux systèmes ? Lequel faut-il suivre ?

Ni l'un ni l'autre, ou plutôt l'un et l'autre.

Il faut ici surtout s'armer de la boussole thérapeutique ; c'est-à-dire de la science des indications.

Evidemment chez un sujet à constitution strumeuse, à chairs pâles, empâtées, frappé de débilité absolue, offrant enfin tous les caractères de la scrofule torpide, les toniques alimentaires, aidés du quinquina et du fer même, se présentent à l'esprit. — Faudra-t-il par ces mêmes moyens attiser le feu chez les sujets présentant les caractères de la phthisie floride, à fibre irritable, à système nerveux surexcité, avec certain mouvement fébrile, avec menace d'hémoptysie? Non certes. Ce sera le cas de combiner un régime apte à éteindre tout mouvement fébrile, apte à s'opposer à toute stimulation. Il faudra modérer celles que les eaux produisent toujours, de manière à ne retirer de ces dernières que des effets utiles et non ces excitations redoutables qui précipitent la maladie au lieu de la guérir. Nous retombons ici dans ce que nous avons dit déjà dans le cours de cet écrit. L'érétisme fébrile est incompatible avec l'usage des eaux.

Ici, plus que jamais, il faut que le malade suive religieusement les prescriptions quotidiennes de son médecin.

CHAPITRE V

SOURCES & ÉTABLISSEMENTS

DIVERS DE CAUTERETS

Depuis la première édition de ce travail, il est survenu de si grands changements dans la plupart des divers établissements que nous avons beaucoup à ajouter à ce que nous en avions dit.

LA RAILLÈRE

Il y a toujours dans les légendes, même les plus naïves, certain fond de vérité qui se révèle comme le *Deus ex machina* lorsque l'on cherche à en pénétrer le sens. Les vertus de l'eau de la Raillère auraient été indiquées à des bergers par une vache étique qu'ils auraient vue aller instinctivement boire à cette source, alors ignorée, et reprendre en peu de jours embonpoint et santé.

Que ce soit histoire réelle ou simple allégorie, de nos jours des hommes qui ont une autre portée d'esprit que des bergers, les médecins-vétérinaires, envoient boire à la Raillère les chevaux-étalons, abîmés par la monte, devenus poussifs et catarrheux. Ils les voient en peu de jours reprendre forces et embonpoint et en état de reprendre leur service. Dira-t-on après cela que les eaux minérales n'agissent que sur et par l'imagination?

La source la Raillère a reçu, à ce jour, la consécration de l'expérience et du temps. Les milliers de malades qui tous les ans se pressent autour de sa buvette lui ont donné, à juste titre, une réputation européenne.

Son eau est abondante, limpide, onctueuse au toucher, d'une saveur douce; une poitrine malade éprouve en la buvant la sensation d'un velours qui parcourrait le gosier et l'œsophage. Sa température est de 38°,7. Sa composition chimique la range parmi les sulfurées sodiques, comme toutes les sources de Cauterets.

Il y a un pavillon pour les gargarismes et vingt-neuf cabinets de bains, dont quatre possèdent des douches ascendantes.

Les laryngites, bronchites, asthmes, phthisies, granulations, aphonies et généralement toutes les affections chroniques sus-diaphragmatiques se trouvent bien des eaux de la Raillère.

La Compagnie fermière se préoccupe de changer les dispositions de la buvette, afin de la rendre plus accessible aux milliers de personnes qui s'y pressent tous les matins. On ne peut se faire une idée des entraves occasionnées par la disposition actuelle. Malgré le grand nombre d'employés et leur activité, on est quelquefois à attendre vingt minutes pour obtenir un verre d'eau.

Il n'était pas possible de prévoir que la clientèle de cette buvette, malgré sa réputation, augmentât à ce point. — Les nouvelles dispositions pourront défier la foule.

THERMES DE CÉSAR.

Les deux sources de César et des Espagnols alimentent ce bel établissement.

Ces deux sources présentent de grandes analogies dans leur composition chimique et leurs propriétés électives. Elles sont plus sulfureuses et plus chaudes (45°) que celles de la Raillère (39°). Comme cette dernière, elles s'adressent aux affections thoraciques avec cette nuance qu'elles conviennent mieux dans les bronchorrées atoniques chez les vieillards, lorsque l'affection découle plutôt d'un principe herpétique ou rhumatismal que d'une constitution lymphatique avec éretisme. — On y traite aussi les rhumatismes et les engorgements abdominaux atoniques.

Il y a peu d'années, l'établissement des Thermes occupait le premier rang comme monument et installation balnéaire. Quoique dépassé aujourd'hui par celui des Œufs, il maintient son rang. La valeur de ses sources lui a ménagé la sollicitude de la Compagnie. — Les cabinets de bains et de petites douches viennent de recevoir des annexes pour déshabilloirs. C'est dans cet établisement qu'ont été disposées récemment de vastes salles de pulvérisation et d'inhalation séparées pour hommes et pour femmes. La plus haute température de la source César et son plus haut degré de sulfuration l'ont faite préférer pour la pulvérisation (1).

Cet établissement renferme des salles de bains, des grandes et petites douches, des bains de pieds, et deux buvettes, une pour chacune des sources de César et des Espagnols.

PAUZE-VIEUX.

Cette source s'adresse plus particulièrement aux dermatoses. Sa température est de 40°. Elle alimente, de concert avec une autre source, dite *sulfureuse-nouvelle*, d'une température de 33°, un des plus confortables parmi les établissements existants à ce jour. Il y a grandes et petites douches, bains et buvette. L'installation de cet établissement est parfaite. On ne saurait trop le recommander, surtout à cause des vertus spécifiques de ses eaux. C'est une des bonnes fortunes de la station.

---

(1) Nous devons exprimer notre surprise que M. le professeur Fonssagrives, de Montpellier, dise dans son excellent ouvrage, sur la thérapeutique de la phthisie pulmonaire, publié en 1866 « qu'il n'y a pas encore de salle de respiration à Cauterets », page 140. Combien de praticiens, sur tous les points de la France, se doutent peu des richesses naturelles et artificielles de notre station aujourd'hui.

LE BOIS.

Il est bien regrettable que cet établissement soit d'un abord si difficile. Il y a trois sources : deux chaudes (43°) et une tempérée (33°,7).

Les tumeurs blanches, les raideurs articulaires, suite de luxations ou d'affections rhumatismales et scrofuleuses sont admirablement réduites par cette source. Il y a bains et grandes douches, et petite piscine. C'est encore, par ses eaux, un établissement de première valeur. Combien son éloignement est à regretter? Autant que la Raillère pour les bronchites, ses eaux ont leur action spéciale sur les maladies que nous citons.

LE PRÉ.

La haute température de cette source (48°) la rend utile dans les rhumatismes. Son degré de sulfuration, relativement faible (0gr017), pourrait, jusqu'à un certain point, expliquer pourquoi on la recherche dans les rhumatismes nerveux. — Son installation ancienne laisse bien à désirer.

LE PETIT SAINT-SAUVEUR.

Depuis deux ans, cet établissement a été complétement refait à neuf. Il était temps ! — Il avait fini par n'être plus praticable. Aujourd'hui, sans être somptueux, il répond aux besoins de sa clientèle méritée. L'expérience, en effet, a parlé en faveur des eaux de cet établissement. Il faut lui reconnaître les propriétés des eaux de Saint-Sauveur de Luz, si renommées pour la cure des maladies utérines. Il est probable que son nom de *Petit Saint-Sauveur* lui vient de son analogie avec les sources de Luz.

Cet établissement est alimenté actuellement par deux sources. L'*ancienne*, d'une température de 34° et d'une faible sulfuration, 0gr014 par litre, et la *nouvelle*, d'une température à peu près égale.

On y traite avec succès l'hystérie, la métrite chronique, les engorgements du col, ses ulcérations, ses granulations; les leucorrhées, même lorsqu'elles sont avec une certaine irritation, et la stérélité, qui est souvent la conséquence de ces maladies. En règle générale, c'est sur les organes génitaux de la femme que se porte l'action de ces sources.

MAUHOURAT.

Cette source offre aussi une action élective très-caractérisée. C'est sur les organes digestifs qu'elle la porte. Elle est un vrai type de puissance curative des maladies chroniques de ces organes. Elle est seule, parmi les nombreuses sources de la riche station, à offrir ces caractères d'élection pour le système gastro-intestinal.

Cette puissance est si dessinée, si manifeste, que l'on voit des malades boire démesurément de l'eau de la

Raillère et compter sur un ou plusieurs verres d'eau de Mauhourat pour en effectuer la digestion. Avons-nous besoin de condamner cette pratique ? Que penser de gens qui se donnent une indigestion pour le plaisir de la guérir ? Ce fait n'en est pas moins probant quant à l'action élective qui nous occupe ici.

Mauhourat n'a qu'une buvette, qui reçoit presque autant de visiteurs que la Raillère elle-même. Sa réputation grandit tous les jours, On peut dire que lorsque les affections gastro-intestinales que l'on traite généralement par les eaux *bi-carbonatées-sodiques* ont résisté, elles cèdent à l'action de l'eau de Mauhourat. Il ya plus : l'eau de Mauhourat partage avec les autres sources de Cauterets le privilége, dont nous avons parlé déjà, de réconforter toute la constitution. Sous leur action, la digestion se fait mieux et l'assimilation aussi.

Les dyspepsies, les flatulences, l'anorexie, la gastralgie, les troubles digestifs, les engorgements du système biliaire liés à des états de passivité ; les engorgements du foie, de la rate, les diarrhées, qui sont les uns et les autres la conséquence des fièvres intermittentes et scorbutiques ; ces mêmes affections lorsqu'on peut les rapporter à un état herpétique ou syphilitique, sont des indications de l'eau de Mauhourat.

Mauhourat est à nos yeux une des plus précieuses sources de la station et nous ne craindrions pas de la placer après la Raillère si cette dernière n'était pas hors ligne. Sa température est de 50°, sa sulfuration est de 0°16.

LES YEUX.

Petite source qui larmoie dans la fente d'un rocher, à laquelle les indigènes attribuent une vertu contre les ophthalmies. Elle n'est pas exploitée. On s'y lave les yeux.

LE ROCHER.

La source du *Rocher* dessert, en commun avec celle de *Rieumiset*, dont nous parlerons ci-après, un bel établissement nouvellement construit et bien distribué.

Les vertus de l'eau du Rocher sont celles d'une eau peu sulfurée, $0^{gr}0065$, c'est-à-dire peu excitante. Elle se rapprocherait de l'eau du Petit-Saint-Sauveur, quant à ses propriétés thérapeutiques et ses propriétés électives. Cette source, d'une température de 36°, dépose beaucoup de barégine. On y traite avec succès les affections utérines. L'établissement a des salles de douches ascendantes et fortes douches. Par son mélange avec l'eau de Rieumiset elle répond aux indications fournies pour les maladies des organes génitaux.

RIEUMISET.

Voici une source qui forme un type à part. C'est, disent les chimistes, une *sulfureuse dégénérée*. Froide,

16°, douce, onctueuse au toucher, elle a la propriété d'attaquer le linge, le bois, le ciment dans un temps très-court. (Orfila.)

Quant à ses propriétés thérapeutiques, le Dr Camus la recommande dans les névroses avec irritabilité excessive, les dartres humides, les irritations utérines, hémorrhoïdales. Son impression ne serait ni repercussive, ni émolliente. La peau seule en garderait la salutaire influence. D'après le même auteur, les ophthalmies scrofuleuses en ressentiraient le meilleur effet...

Pour nous, le caractère thérapeutique distinctif de *Rieumiset* et qui seul servirait à sa gloire, c'est sa propriété spécifique de mettre fin aux symptômes pathogénétiques produits par les autres sources sulfureuses de la station. Nous en avons déjà longuement parlé à l'occasion de la fièvre thermale. Que pourrions-nous dire de plus?

C'est un fait excessivement intéressant et une circonstance des plus heureuses d'avoir, dans une station aussi riche en sources pouvant toutes occasionner des symptômes morbides regrettables, une d'elles qui soit un véritable antidote de l'intoxication thermale. Nous n'avons pas eu d'exemples qu'elle soit restée sans effets dans ces circonstances.

LES ŒUFS

Si la splendeur des installations emportait avec elle la valeur thérapeutique des sources qui les alimentent, celle dite des Œufs devrait être placée au premier rang à Cauterets.

Le monument érigé pour utiliser l'abondance de ses eaux, laisse bien loin derrière lui tous les édifices balnéaires des diverses stations pyrénéennes. Son architecture heureuse, traduite en marbre gris clair, fait relief sur la verdure des bois qui garnissent le superbe mont Péguère, au pied duquel l'établissement est adossé. Un vaste espace complanté de tilleuls, des jardins, des promenades en zigzag, serpentent autour et l'isolent des constructions de la ville, auxquelles, d'ailleurs, le Gave, sentinelle jalouse, interdit toute approche.

Sa double destination à des installations hydrothérapiques et à un Casino, a exgigé de l'architecte, M. Durand, de Bordeaux, qu'il sut marier le style architectural grave avec le léger et le gracieux. Jamais pareil problème n'a mieux été résolu.

Quelques marches vous élèvent sur un perron, où quatre colonnes supportent le balcon du premier étage, encadrant la porte qui vous donne accès dans une vaste galerie de distribution. En face, un bel et large escalier vous conduit au premier étage, où est le Casino. Sur les côtés, les cabinets à baignoires doubles, précédés de déshabilloirs, où tout le confort a été ménagé. La galerie se replie à angle droit sur les deux côtés, et encadre une cour intérieure. L'une aboutit, à droite, au Nord, à des salles d'hydrothérapie pour les hommes ; l'autre, à gauche, aux mêmes installations pour les femmes. Entre les deux est le grand bassin de natation à eau minérale courante, piscine qui n'a point son égale dans toutes les Pyrénées, et pour la grandeur et pour le confort.

Tout ce qui peut intéresser l'hydrothérapie à eau douce ou à eau minérale, a été prévu et richement installé dans ce monument modèle : douches fortes, faibles, en pluie, en lame, à épingles, descendantes, ascendantes, latérales; — bains de siége de toute espèce, petites piscines, rien ne manque.

Aussi, la vogue a-t-elle dépassé toute prévision. Depuis deux ans, seulement, ces appareils fonctionnent. Malgré tous ceux que les autres établissements de Cauterets fournissent, la Compagnie a été, cette année, dans l'obligation de les augmenter.

L'établissement des Œufs est venu doubler l'importance de la station.

Jusqu'à sa création, Cauterets était la ressource des maladies des organes respiratoires principalement, et aussi, il faut le dire, d'affections rhumatismales et utérines. Les installations hydrothérapiques des Œufs et sa grande piscine permettent aujourd'hui d'appeler à Cauterets toutes les maladies relevant de l'hydrothérapie. Les débiles constitutions, états généraux de l'organisme, toujours fidèles compagnes des maladies de poitrine; les constitutions faibles du jeune âge, la scrofule, la cachexie, le lymphatisme, y ont un modificateur puissant. — On y pratique la gymnastique thermale, si appréciée aux bains de mer.

La source des Œufs, par son abondance (600,000 litres en vingt-quatre heures), par sa haute température (53°), par sa composition chimique, pouvait faire pressentir son utilité thérapeutique. Aujourd'hui, sans pouvoir connaître sa pathogénésie, comme l'on connaît celle des autres sources de la station, il est facile d'apprécier son immense utilité, puissamment secondée par des installations d'appareils résumant tout ce que l'art de l'hydrothérapie a imaginé jusqu'à ce jour. — En somme, pour si grand que soit le succès de ce magnifique établissement, aucun ne pourrait dire encore où s'arrêtera son utilité.

Au premier étage est le Casino. Qu'il nous suffise de dire que dans ce séjour d'agrément rien ne manque : des soirées, des concerts, des spectacles, des bals et un excellent restaurant, — même un peu de tapis vert pour ceux qui l'aiment, — ont fait de Cauterets, demeure des malades, un séjour d'agrément et de plaisirs pour les touristes.

CHAPITRE VI

EAUX DE CAUTERETS

TRANSPORTÉES

Les merveilleuses cures obtenues auprès de la station qui nous occupe, ont naturellement suggéré l'idée de transporter ces eaux, afin de les mettre à la portée de chacun.

La première condition pour arriver à ces fins était de savoir si ces eaux pouvaient supporter le transport sans se décomposer. Les expériences précises d'hommes dont la parole est souveraine, en pareille matière, ne permettent pas aujourd'hui le doute à cet égard. MM. Filhol, à Toulouse, et Lefort, à Paris, ont, en même temps, constaté que les eaux de Cauterets, mises en bouteilles depuis un an, avaient à peine perdu un vingtième de leur sulfuration.

On sait d'ailleurs très-bien que parmi les eaux sulfureuses, celles à base de *sulfure de sodium,* sont les plus stables. Les Eaux-Bonnes, examinées par M. Broca, après un même temps de séjour en bouteille, ont présenté une perte double. Depuis les expériences de MM. Filhol et Lefort, M. Broca a mis en pratique un mode d'embouteillage par lequel il arrive à avoir mis l'eau en bouteilles, l'ayant privée de tout contact avec l'air.

Les praticiens peuvent donc être parfaitement rassurés sur la parfaite conservation des eaux de Cauterets transportées. Ils peuvent d'ailleurs les éprouver au sulfydhomètre avant leur emploi.

Voyons maintenant quelle utilité l'on peut retirer de ces eaux transportées.

EMPLOI DES EAUX TRANSPORTÉES

Nous devons reconnaître, avec toute sincérité, que les eaux minérales de Cauterets partagent avec celles de Bonnes, le triste privilége de ne pas offrir les mêmes vertus lorsqu'elles sont transportées que lorsqu'elles sont prises sur place. Cependant, elles conservent assez de leur valeur pour que la thérapeutique ne se prive pas de ce précieux moyen curateur des maladies chroniques, moyens malheureusement si rares, dont la thérapeutique est bien pauvre contre ces affections.

Il est d'usage que la plupart des personnes qui viennent faire une saison à Cauterets emportent ou se font envoyer, dans le courant de l'hiver, un plus ou moins grand nombre de bouteilles d'eau minérale de *la Raillère,* de *César* ou de *Mauhourat.* Elles ont lieu de se louer de cette pratique, puisque depuis plusieurs années elles la suivent. Nous avons dit, dans le récit de notre observation personnelle, le bien que nous éprouvions en hiver de l'emploi de l'eau de la Raillère conservée.

L'utilité des eaux de Cauterets, transportées, ne se déduit pas seulement *à priori* de leur état de parfaite conservation, mais aussi du fait expérimental, qui est l'important pour nous.

Le lecteur peut avoir remarqué, dans le courant de cet écrit, que nous n'avons pas beaucoup parlé des analyses chimiques sur lesquelles les espérances que l'on avait fondées sont encore à se réaliser. Sans repousser ces moyens de qualifier une eau minérale et de lui assigner le rang qu'elle mérite dans un laboratoire, il nous faut une autre analyse : l'analyse thérapeutique, celle que lui fait subir son application au sujet qu'on lui propose de guérir, et celle-là seule dira le rang qu'elle doit prendre dans la matière médicale.

C'est parce que les eaux de Cauterets, transportées, ont subi cette analyse médicale, qu'elles ont fait leurs preuves au lit du malade, que nous nous permettons de les recommander. Le praticien trouvera en elles de ces ressources dont toutes les autres substances médicamenteuses sont si avares dans les maladies chroniques.

Voyons d'abord leurs indications.

Nous terminerons ensuite par les modes d'emploi.

INDICATIONS DES EAUX TRANSPORTÉES

Dans l'étude que nous avons faite ci-devant de la fièvre thermale, nous avons constaté que les eaux minérales de

Cauterets agissaient dans le sens des efforts de la nature, en imprimant à l'organisme une tonalité qui redoublait les efforts de cette puissance curative que nous avons nommée force médicatrice.

Il est facile de comprendre, et l'observation d'ailleurs démontre, que ce puissant concours apporté par une saison passée aux eaux n'est pas indéfini; que cet effet bienfaisant tarit plus ou moins tôt, et que, quoique l'action d'une médication thermale faite à la station se fasse sentir pendant deux ou trois mois, elle finit par s'éteindre. Naturellement, il y a lieu à la raviver, si la guérison n'a pas été complète. C'est donc le cas d'avoir recours aux eaux transportées. Elles auront pour effet de maintenir le salutaire effort et faire continuer la lutte qui tend à la cure définitive.

Cet emploi, toutefois, devra être fait avec discernement et prudence. Il y aura lieu à se préoccuper de l'excitation qu'elles procurent, des symptômes pathogénétiques que ces eaux pourraient éveiller; en un mot, elles auront besoin de l'œil du praticien chargé de la direction du malade, absolument comme leur emploi sur les lieux d'origine.

Les maladies chroniques sont longues dans leur évolution. La nature met du temps à les vaincre. Il faut donc que la médication qui leur vient en aide soit, comme elles, persistante et tenace.

Comme prophylactiques, les eaux minérales de Cauterets seront encore d'un grand secours. Nous croyons ces eaux bien préférables aux autres agents dits altérants de la matière médicale, à toutes ces préparations chimiques, qui ne sauraient imiter les médicaments justement appelés naturels. Une eau minérale artificielle a-t-elle jamais été rien de bon ?

Il se fait aujourd'hui, dans la pratique médicale, un retour vers l'emploi de ces médicaments naturels. Ils sont préférés, avec juste raison, aux préparations chimiques, trop souveraines dans la thérapeutique. Ainsi on prescrit une bouteille d'eau de *Frédérichtall* et non du sulfate de magnésie. Une constitution languissante, chlorotique, anémique, recevra, avec plus d'avantage, les eaux minérales naturelles ferrugineuses que les préparations de fer mises en pilules plus ou moins bien dorées.

Constitutions débilitées. — Conséquemment : les eaux de Cauterets transportées seront administrées avec succès chez les jeunes constitutions qui s'étiolent, chez les jeunes filles menacées de phthisie et chez lesquelles on redoute, avec raison, l'époque si critique de l'établissement du flux cataménial.

Les débilités du jeune âge, qui font transporter les enfants dans les régions méridionales, dans les stations d'hiver, n'auront qu'à se louer de l'usage de ces eaux de Cauterets transportées. Cette tonalité, qu'elles ont la propriété d'éveiller, ce remontement général, sur lequel tous les auteurs sont d'accord, viendront seconder les bons effets des climats privilégiés. Elles devront entrer dans le régime à côté des vins généreux et des viandes saignantes. Il y a lieu vraiment d'être surpris que l'on n'ait pas songé plus tôt à tout ce qu'on pouvait retirer de ces eaux, qui tiennent et du médicament et de l'aliment.

Si nous sommes convaincu de l'action efficace des eaux de Cauterets contre des états morbides acquis, n'est-il pas logique d'admettre que les mêmes moyens empêcheraient leur développement?

On a dit et répété que l'on pouvait naître avec une constitution phthisique, sans que la phthisie se développât jamais. A quoi cela tient-il? A ce que des conditions hygiéniques retiennent le sujet sur le penchant de l'abîme. Encore un peu de débilitation dans l'ensemble, et la maladie locale va s'évoluer. Eh bien! c'est en s'opposant à cette débilitation extrême que nous expliquons l'action prophylactique des eaux minérales en question. On peut arriver même, par un usage longtemps et sagement continué de ce moyen, à changer ou tout au moins à modifier profondément la constitution; imprimer à l'habitus général un essor qui le porte à se produire sous un nouveau jour.

Ceci n'est point une vaine phraséologie. Le fait se trouve dans la pratique. Voyez combien de personnes reviennent à Cauterets depuis plusieurs années et combien d'autres (nous le premier) ont souvent à regretter une seule interruption d'une saison. Ces organismes ont besoin de se retremper continuellement. Ils sentent que l'usage des eaux est une nécessité pour eux.

Période apérétique des maladies aiguës. — Les eaux de Cauterets transportées trouveront encore leur indication d'emploi dans la période apérétique des maladies aiguës.

Il n'est aucun praticien qui n'ait sous les yeux ces états passifs qui suivent les maladies aiguës. Il n'y a pas de fièvre, l'orage est passé, mais les ravages de la tempête sont là. Les tissus sont mous, les muqueuses relâchées et pâles...

C'est le cas de recourir aux eaux de Cauterets. Elles

seront le meilleur gargarisme à la suite d'une maladie de l'arrière-gorge, du larynx. Elles seront le meilleur *kermès* s'il y a eu une pneumonie. Les stases sanguines du parenchyme pulmonaire, à la suite des pneumonies aiguës, franches ou étant dans la dépendance d'une affection typhoïde, les irritations bronchiques, les toux catarrhales qui suivent les maladies morbillaires chez les enfants, ne trouveront pas de meilleures potions que quelques verres d'eau de Cauterets ramenée à une température convenable.

Pour toutes ces maladies qui ont siégé dans la région sus-diaphragmatique, ce sera aux sources de la Raillère ou de César qu'il faudra recourir, en se basant, pour la préférence à donner à l'une ou à l'autre, sur ce que nous avons dit à l'article : *Appropriation des eaux*.

La découverte du laryngoscope a permis de voir les organes qui, jusqu'à ce jour, avaient échappé à nos sens. L'épiglotte, la glotte, les cordes vocales supérieures, même le haut de la trachée, peuvent être mis sous le regard. Lors donc que l'on voit ces divers organes, ou mieux la muqueuse qui les tapisse, être le siége d'une rougeur plus ou moins vive, d'une couleur lie de vin, d'un gonflement œdémateux; qu'on y aperçoit des stries violacées, blanches ou grisâtres; qu'on y distingue des granulations de diverses grosseurs, plus ou moins nombreuses, des ulcérations de diverses natures; que ces caractères anatomiques sont concomitants avec des symptômes de difficulté de déglutition ou de respiration, de sensation de sécheresse, d'érosion, de chaleur, de brûlure, de raucité, d'aphonie; qu'il y a des râclements que le malade produit pour détacher des crachats granuleux, grisâtres, avec stries jaunes, sanguinolentes; on peut, en toute confiance, faire faire des gargarismes, des pulvérisations, appliquer des douches dans la gorge et même autour du col avec l'eau de la *Raillère* ou de *César*, dont la spécificité contre ces maladies n'a plus besoin d'être affirmée.

Gargarismes. — Dans ces dernières années, le gargarisme a été, à Cauterets, le sujet d'une controverse assez animée, sur laquelle nous nous sommes suffisamment prononcé dans notre travail spécial sur les eaux minérales de Cauterets transportées, pour que nous n'ayons pas à y revenir. Nous nous bornons à reproduire ici ce que nous avons exposé pour bien se gargariser et arriver à baigner le plus de parties possibles.

1° Un premier exercice consiste à pouvoir retenir son poumon plein d'air, tout en ouvrant et fermant la bouche à volonté. Ceci bien compris, le plus fort est fait ;

2° Le poumon mis dans ces conditions, l'eau est introduite dans la bouche, le corps et la tête étant maintenus dans une rectitude parfaite. On élève alors très-légèrement le menton et l'on produit dans le gosier l'effort qui y a lieu dans l'acte du vomissement. Par cet effort, le gosier s'ouvre et, par son propre poids, l'eau qui est dans la bouche y descend et baigne toute la cavité pharyngienne. Il importe, en ce moment, de retenir tout mouvement de déglutition et d'éviter toute aspiration d'air ;

3° Quand le besoin de respirer devient irrésistible, on incline fortement la tête en avant et en bas. Par suite, la cavité de la bouche se met à un niveau inférieur à celui du gosier, et l'eau passe de cette dernière cavité dans la première qui l'expulse à volonté. Il arrive souvent que l'eau sort en grande partie par le nez. Rien ne prouve mieux que l'on a bien opéré. L'effet médicateur a lieu sur la muqueuse du larynx et des bronches par continuité de tissu.

Le gargarisme peut être continué pendant plusieurs jours; mais il faut en surveillller les effets sur le larynx.

Les pulvérisations se font avec un des appareils portatifs de MM. Sales-Girons, Luër ou autres. Nous n'avons pas à les décrire ici. Ils sont assez connus (1).

Les eaux de *César* ou de la *Raillère* doivent être ramenées par le chauffage au bain-marie à une température de 40° pour la boisson et de 45° à 50° pour les pulvérisations et douches. On immerge la bouteille toute bouchée dans l'eau froide dont on élève graduellement la température au degré voulu, qu'il ne faut pas dépasser.

Nous ne saurions en dire davantage sans tomber dans les répétitions de ce que nous avons dit au sujet des indications et contre-indications de l'emploi des eaux de Cauterets.

Maladies gastro-intestinales. — Nous avons dit que l'eau de la source *Mauhourat* à Cauterets était propre à la cure des maladies du tube digestif. Nous avons dit aussi dans quelles nuances de ces maladies elle paraissait plus opportune. Nous n'y reviendrons pas.

---

(1) Dans le but de vulgariser une médication si utile, nous avons fait fabriquer par M. Charles, à Paris, un pulvérisateur d'un prix trois fois moindre que celui des appareils connus jusqu'à ce jour. On le trouve chez M. Charles, rue de Bièvre, à Paris, et chez tous les pharmaciens de Cauterets.

Les bons résultats que l'on obtient à domicile de l'usage des eaux de Valz, de Vichy, de Condillac, de Quézac, etc., dans ces maladies, ne permettraient pas de douter du bien que l'on peut retirer de l'eau de *Mauhourat*, employée de la même manière, lorsqu'on saisit bien les indications que nous avons fournies.

Ces eaux se conservent très-bien, n'ont point de mauvais goût, ne troublent pas le vin. On peut les prendre partie à jeun (un demi ou un verre le matin) et le reste aux repas, de manière à en consommer une bouteille dans la journée.

Lorsque l'indication de leur emploi est bien marquée, un mois de leur usage suffit pour produire les meilleurs effets.

Maladies utérines. — L'eau de la source *César*, la plus sulfurée des sources de Cauterets, est aussi employée avec les plus grands avantages pour la cure des maladies de cet organe et de ses annexes.

Ces maladies, généralement longues, demandent un traitement persistant, et l'utilité de ces eaux transportées est, à leur égard, une bonne fortune.

C'est principalement en bains locaux, en douches et en injections que nous croyons devoir les recommander.

Lorsque l'on voit l'utilité thérapeutique que l'on a retirée de l'eau douce dans les établissements hydrothérapiques, qui se multiplient tous les jours, il y a lieu de s'étonner que l'emploi coordonné des eaux minérales, susceptibles du transport, ne constitue pas encore une thérapie spéciale des maladies chroniques. Il y a dans cet ensemble des sources minérales, si nombreuses aujourd'hui, un véritable arsenal thérapeutique, une matière médicale tout entière, autrement féconde, bien autrement riche, que ne peut l'être un établissement hydrothérapique, qui n'a pour lui que le mode, la forme d'application; tandis que les eaux minérales, outre ces formes, qu'il leur est toujours loisible d'appeler à leur aide, ont en elles des qualités spécifiques auxquelles on ne saurait trop faire appel.

TABLE DES MATIÈRES

Bordeaux. -- Imp. Duverdier et Comp. (Durand, directeur), rue Gouvion, 7.

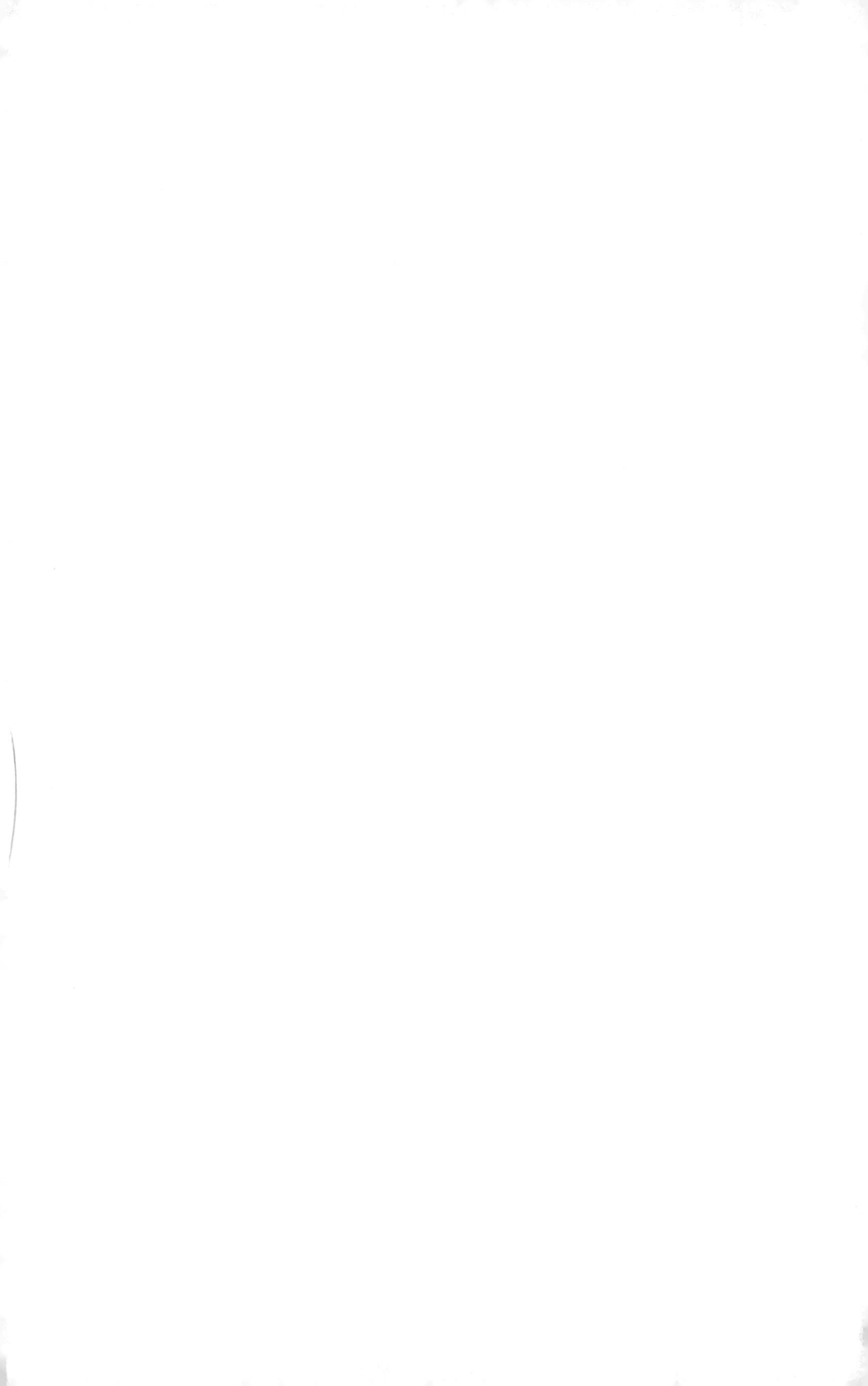

www.ingramcontent.com/pod-product-compliance
Lightning Source LLC
LaVergne TN
LVHW012024220826
846092LV00001B/485

9782019666644